日本人の8割が該当…

体を壊す歩き方が

≪

健康になる歩き方に

3日間で勝手に変わる

タンデム歩行

中村光太郎
理学療法士

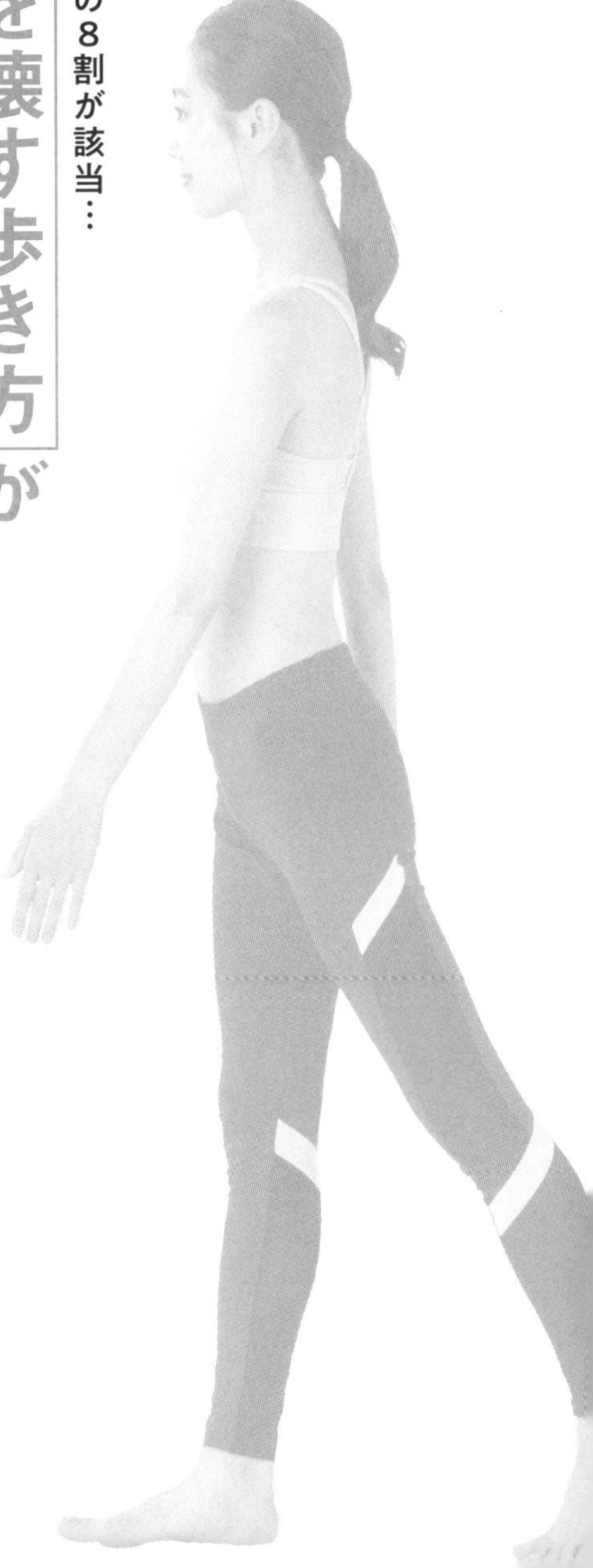

Gakken

はじめに

8万人の歩き方から分析した ダメな歩き方と改善法を徹底指導

この度はたくさんある健康書の中で、本書を手に取ってくださり、ありがとうございます。

ただ、ウオーキングで健康になる本は既に多く発売されています。「この本は何が違うの？」と思った方も多いでしょう。

私も多くの類書を見てきましたが、恐らく**決定的に違うのは、ダメな歩き方を挙げ、しかもなるべく少ない手間で改善する方法を徹底的に紹介しているところです。正しい歩き方をしようとしても、間違った歩き方を改善しない限りは、その正しい歩き方もなかなか身につかないから**です。

私にはそれができる確固たる実績があります。それは**延べ8万人以上の歩き方を診てきた**こと。日本全国探し回っても、ここまでの「歩き方オタク」はなかなかいないと思うのです。

私は理学療法士という資格を持っています。医学的な知見をもとに、障害を持った人に対して運動療法や物理療法を使って、自立した日常生活が送れるまでサポートする国家資格です。さらに多くの人を救いたいので、**西洋医学ベースの理学療法士の知識だけでなく、東洋医学も勉強し、現場で使ってきました。**

詳しくはのちに触れますが、体全体を支える脚の使い方がとても大事であることに気づいたのです。それが歩き方に注目するようになったきっかけで、以降は膨大な数の方の歩き方を観察し、指導してきました。

おかげさまで「どこに行っても治らなかったのに、1回来ただけで数十分で見違えるくらい調子がよくなった！」という声もたくさん頂戴するようになりました。患者さんは全国から殺到するようになったので、気づけば8万人以上もの方を診療したことになったのです。

また、そんな私の実績が同業の間でも広まり、診療法や知見を学びたいということで、施術のプロたちが私のもとに集まってきました。個別指導では追い付かないことから動画教材なども作成して指導し、**3万人以上のプロの施術師に私の培ってきたノウハウなどを教えました。**

そんな私の集大成を1冊にまとめたのが、本書です。

1日5分のタンデム歩行。これだけでみるみる改善

正しい歩き方にしても、「これだけで簡単に」という本もたくさん出ています。本書もそんな1冊かもしれませんが、**とにかく簡単に、時間も場所も問わない方法**としました。

それが**「タンデム歩行」**というもの。あまり聞き慣れないと思いますが、さまざまな方法を試した結果、これに行きついたのです。あとで詳細は解説しますが、一直線上を綱渡りするように歩くというもので、前足のかかとと、後ろ足のつま先をつけながら歩きます。慣れないうちは、壁に手をつきながらなどでも、もちろんOK。

他にもイスに座りながらつま先を上げ下げするなど、とても簡単なトレーニングを多くならない範囲で紹介していますが、**基本はタンデム歩行を1日5分程度するくらいで十分**なのです。

3日くらい続けるだけで、姿勢よく歩きやすくなったり、不調が改善したりなど、私の周りでも成功者は続出しています。専用のコードを読み取れば動画も視聴できますので、とてもわかりやすくなっていますよ。

歩き方が改善されれば、体の土台がしっかりしますので、あらゆる不調が改善されます。膝《ひざ》、腰、股関節、首、肩などの痛みやこり、血圧や血糖値など生活習慣病に関係するもの、

睡眠不調、女性が悩むことの多い便秘や生理不順、高齢者にとって心悩みの種である認知症や老化など、かなり幅広いものについて、改善や予防が期待できます。歩き方に直結しそうな外反母趾《がいはんぼし》、歩行困難などにも効果が期待できるのは言うまでもありません。

嘘みたいですが、本当です。私の周りでも喜びの声がたくさん挙がっています。その理由は、本編を一度ご覧くだされば「なるほど」と思っていただけるはずです。

その他多くの健康法と「正しい歩き方」とが決定的に違うところ

それから、数ある健康法の中で歩き方に注目したのには理由があります。これまでもお伝えした通り、成果が出たというのももちろんありますが、**わざわざ時間や手間をとるという負担が少ない**ことです。

タンデム歩行などのトレーニングは5分程度と短時間とはいえ、専用の時間を設けることにはなりますが、歩くという動作は、日常生活を送る限りは、避けられない行為であるのです。

本書に載せたトレーニングや間違った歩き方の解説を通じて正しく歩くことを体で覚え、その正しい歩き方をしていれば、勝手に健康に近づいていきます。買い物に行く、仕事や学校に通う、友達と遊びに出かける、旅行に出るなどして、**歩いているだけで心身が改善されるなんて**、調子がよすぎませんか？　でもそれができるのです！

本書を通じて、簡単な方法で心身ともに健康で長生きできる人が１人でも多く増えることを、願ってやみません。それこそ私が、今の仕事を選んだ最大の理由でもあります。

２０２４年３月　中村光太郎

第2章

正しい歩き方をするだけで あらゆる不調が改善するのはなぜか？

第3章 歩く前に絶対に知っておきたい重要ポイント

第4章 体を劣化させる7大ダメ歩行

第5章

身につければ一生モノ！ これが「タンデム歩行」

第6章

トレーニングの効果を継続させるために知っておくべきこと

【注意事項】

※本書で紹介する内容は、ケガや病気の治療のためのものではありません。また、効果には個人差があります。

※体調がすぐれないとき、痛みなど不調があるとき、妊娠時、満腹時、血圧や血糖値などに異常があるときは、行わないでください。また途中で異変を感じたときは、直ちに中止してください。続けたい場合は、医師に相談しましょう。

※本書に収録の動画は、予告なく内容を変更・中止する場合があります。

デザイン	河南祐介（FANTAGRAPH）
DTP	茂呂田剛（エムアンドケイ）
写真撮影	久保寺誠
モデル	大森晶絵（DOMO）
ヘア＆メイク	國生真由（ヘアメイク特攻隊）
イラスト	さとうりさ
編集協力	堀田康子
校正	宮川 咲
企画協力	長倉顕太、原田翔太（The Authors' Club）

第1章

歩行が少なくなるだけですべてが狂ってしまう

医学の発展が引き起こした弊害

たとえば、頭が痛くてたまらないとき、あなたはどうしますか？

たぶん、まずは鎮痛剤を飲むでしょう。鎮痛剤を飲んでも痛みが治らない、症状が長引くときは病院に行って医師の診察を受け、血液検査やレントゲン、ＭＲＩなどさまざまな検査を受けることになるのが一般的なコースです。

もしここで脳の血管が破けている、腫瘍《しゅよう》があるといった重篤《じゅうとく》な病気が見つかれば原因がハッキリし、手術などで原因を取り除くことで激しい頭痛から解放されます。

しかし、**いくら検査をしても原因が見つからなかったら……？**　実はこれ、20歳のときに私自身を悩ませた問題でした。

吐いてしまうほどの頭痛に見舞われていたものの、どんな検査をしても病気も原因も見つからず、医者も首をかしげる状態でした。こうなってしまうと、痛くなったら鎮痛剤を飲みつつ様子を見る……つまり放置する以外に方法がありません。

「原因が見つからない限り、どうすることもできない」という、**医学の限界**に気づいた、最初の出来事でした。

その一方で、激しい痛みも鎮痛剤を飲めばスッキリと消え失せるのも事実。昔なら具合が悪いときは寝込むなどして症状が治まるのをじっと待つしか方法がなかったのに、今では頭痛があっても熱があっても仕事に行けるようになりました。それはまさに「医学の進歩」による恩恵でしょう。

しかし見方を変えると、**体が限界に近いことを知らせるサインを、現代人は医学の力で無理やりねじ伏せている**、とも言えるのではないでしょうか。頭が痛い、熱っぽい、具合が悪いというときは、電車に乗って会社に向かうのではなく、布団に入ってじっと体を休めるべきだというのに、薬を飲んで症状を抑え、いつもと変わらない生活を送ろうとする。そのことで体に無理が蓄積されていく……。

こうした生活を送る現代人のなんと多いことか。それどころか今や脳死状態の人を、人工呼吸器や人工心肺などによって命を繋ぐことも、食事を摂ることができなくなった人に胃瘻《いろう》によって栄養補給させることも可能な時代です。

昔に比べて寿命が延び、**日本は世界に名だたる長寿国になりました。ささいな不調で長い間寝込んでしまう人も減りました。でも、日本人が昔より健康になったかというと、つい首をかしげてしまう**のは、私だけではないはずです。

医学の発展によって病気で苦しむ人が減り、長生きする人が増えたのは事実ですが、健康とはいえない状態のまま生き延びてしまうなど、その弊害もあるのではないでしょうか。

西洋医学に立ちはだかる「壁」は東洋医学で乗り越えられる

どこかに痛みがあるとき、鎮痛剤を処方することで「痛い」という症状を抑える。あるいは内臓に悪性腫瘍ができたとき、その悪い場所を切除する。

このように、現れた症状を抑えるための治療を「対症療法」といい、西洋医学の中心となっています。血液検査、レントゲン、CT、MRIといった画像検査などで、データに基づいて投薬や手術などの治療方法を選択するため、医学的根拠、つまりエビデンスが重要視されるのも、西洋医学の特徴です。

しかし、私を悩ませた頭痛のように、さまざまな検査をしても原因が見つからない場合は、ただ「痛み」という症状を抑える対症療法を繰り返すしか方法がなくなってしまいます。

当然これでは**根本的に病気を治すことができず、しかも長年薬を服用することによって他の場所に不調が起きる**ことも、よくあることです。実際、症状を抑える強い薬の影響で胃が荒れてしまうのを防ぐため、胃腸薬が処方されるといったケースは珍しくありません。

ひどい頭痛に悩まされていたとき、私は介護士として働いていました。鎮痛剤で痛みを抑えても、時間が経って薬の効果が切れると再び痛みが襲ってくるという状態を繰り返していたのです。

そんな日々で出会ったのが、理学療法でした。頭とは全く違う部位の治療を続けると、いつの間にか痛みが消えていたのです。このことに感動した私は、介護士から理学療法士へと進路を変えました。しかし残念ながら、その感動も長くは続きませんでした。

患者さんの中には、かつての自分のように不調が長く続き、理学療法を受けるのが日課になっているような人もたくさんいました。そうした患者さんの症状が時間とともによくなっていくのを見てやりがいを感じたこともありましたが、あるときふと思ったのです。「これは自分が施した治療の

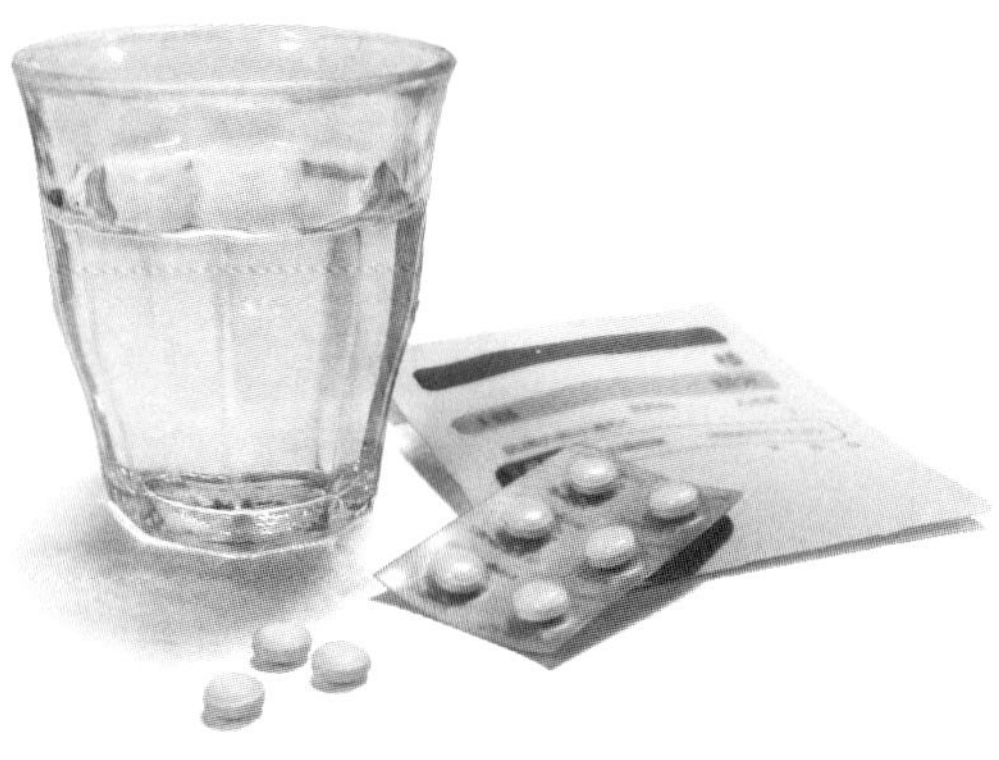

結果よくなったのではなく、自然治癒なのでは」と。

理学療法士は、医師の診断に従って患者さんに治療を施します。医師はエビデンスに基づいて治療方針を立てるのですが、それが本当に回復につながっているかどうか、正しく判断することはできません。

エビデンスを重視し、投薬や手術による治療を行なう西洋医学に対し、漢方や鍼灸《しんきゅう》などによる**東洋医学は、体の不調を内側から解決することを目指しています。**病気やトラブルを引き起こす体質を根本から変えていくことを目指す東洋医学は、**西洋医学に立ちはだかる「壁」を越える力がある**ように思えるのです。

歩行が衰えるだけで、体も頭も一気に衰退してしまうという現実

介護士として働いていたとき、たくさんの高齢の方々を見てきました。介護の現場では、寝たきり状態の方から、ゆっくりだけれども自分で歩ける方、食事も入浴もできる方まで、多くの高齢者がいます。

介護士の仕事はそうした方々のサポート。ゆっくりとスプーンを口に運んで食べること

ができる人に食事の介助を行なうのは、介護施設では日常風景ですし、ヨロヨロとおぼつかない足取りでしか歩けない人を車イスで移動させることもよくあります。

もちろんこれらの介助は、食べ物を喉《のど》に詰まらせたり、転んで怪我をしたりすることを防ぐために必要だということは確かでしょう。

しかしその一方で、**「自分で行なうこと」が減れば減るほど、心身の衰えが加速していく**のは、介護をしている人なら実感しているのではないでしょうか。特に私が気になったのが、**車イスを使う方**です。

車イスを使うようになった高齢者は、みるみるうちにという言葉を使いたくなるほど自分でできることが減っていき、衰えていきます。それまでは自分で食べることができていたのに、車イスを使うようになってから移動だけでなく、食事の介助まで必要になってしまう高齢者はたくさんいるのです。私は**その原因が「脚」にある**のではと思いました。

車イスを使うようになると、足はフットレストに乗せた状態となり、過重がかかることはなくなります。脚に過重をかけなくなると、ふくらはぎや太ももの筋肉に力を入れることがなくなり、脚力が衰えてしまう。

これは介護の経験がなくても想像できるのではないでしょうか。筋力の衰えも見落とすことができませんが、それ以上に**重要なのが、足の裏の感覚**です。

人が立っているとき、足の裏で地面を踏みしめています。そして、歩き出すときは足の裏で地面を捉え、体重移動をさせながら一歩ずつ進んでいく、それが「歩行」という行為です。

「歩行」は脚全体で行なっていますが、地面を捉える足の裏の感覚が特に重要となります。車イスを使用していた高齢者も、足を床に下ろしてしっかり踏みしめさせることで、自らスプーンを握って食事を摂れるようになったという場面を、私は何度も見てきました。

足の裏には健康や認知を目覚めさせるスイッチがあり、それをオンの状態にするためには「歩行」が重要。このことに気づいた最初の出来事が、介護士をしていたときに車イスを使う高齢者がみるみるうちに衰えていく様子、そして足に力を入れ

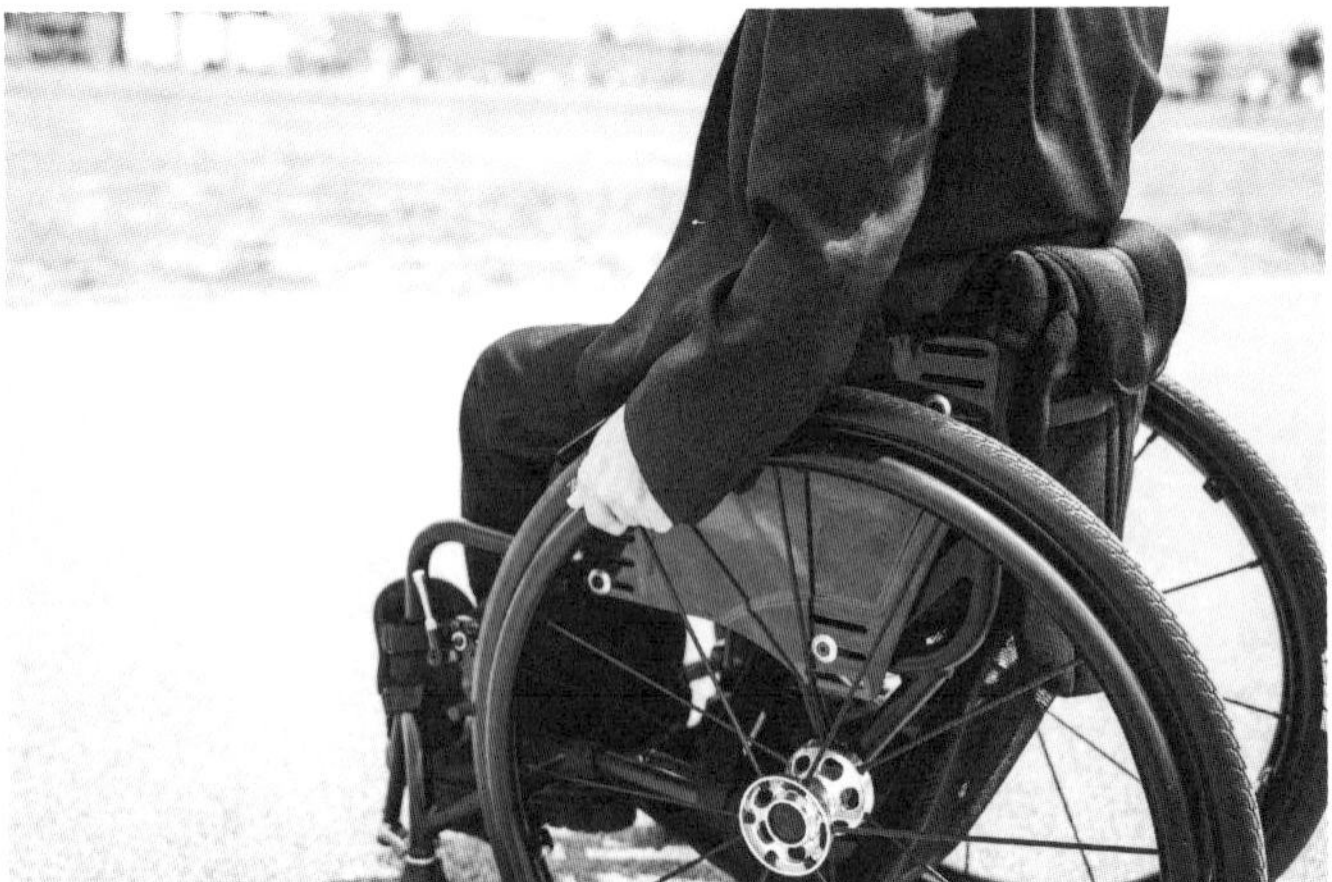

ることで目覚める様子でした。

歩行の重要な健康効果は足の裏の感覚を高めること

「歩かないと健康に悪い」とは、これまで何度となく耳にしてきたと思います。しかしその言葉を聞いたとき、頭にはどんなイメージが湧いてくるでしょうか。おそらく、多くの人は「運動不足解消」とか「減量」という言葉が浮かぶでしょう。もしかすると医師のアドバイスにより、「生活習慣病予防」も浮かぶかもしれませんね。

確かに、日常的に意識して歩くようにすれば消費カロリーが増えるため、減量効果や血圧の数値が落ち着くという効果があるのは確かなことです。

しかし歩行の健康効果は、これらだけにとどまりません。

ここで少し、人間の体の仕組みについて説明しましょう。私たちの体は皮膚《ひふ》で覆われています。皮膚は体の内部を守るとともに、外界からの刺激を真っ先に受け取る役割があり、圧覚、痛覚、温覚、冷覚といった感覚受容器があります。足の裏はこれらに加えて**全身のバランスを保つためのセンサー、メカノレセプターが点在**しています。**体の傾き、地面の**

凹凸や滑りやすさなどを感知するのです。特に集中しているのは足の親指と指の付け根、かかとの3点。

つまり、本人は全く意識していなくても、足の裏がさまざまな情報をキャッチして脳に伝えているのです。これにより、脳は足の裏からの情報に従って筋肉に力の入れ方などを指令し、体のバランスを整えることで立つ、歩くという動作を行なっています。足の裏と脳、筋肉、そしてそれらに酸素や栄養を運ぶ血管はつながっているといえます。

ところが、現代人は昔の人が履いていたような草履や下駄よりも、足をしっかりと包み込む靴を履くようになったうえ、自分の脚で歩かず乗り物などを使うようになりました。現代人は先祖と比べると、**足の裏の感覚が驚くほど鈍くなっている**ことは、ほぼ間違いないでしょう。その結果、**まっすぐ立てなくなる、歩き方のバランスがおかしくなるといった不具合が起きている**のです。

足の裏の感覚を高めることは、全身の健康を保つためにもとても重要です。では、どうすればよいか。**最も簡単な解決策が、「歩行」**なのです。

先に説明したように、歩行にはたくさんの健康効果がありますが、その中でも特に大切なのが、足の裏の感覚を高めることにあるのです。

歩かなくなると、どんどん歩けなくなる負のループに陥る

歩くという行動を単純化して説明すると、「足を交互に前に出して移動すること」ということになります。これだけで体は前へ前へと進んでいくかもしれませんが、足の裏の感覚受容器を最大限に働かせて体を目覚めさせる「正しい歩行」ができているとは限りません。

たとえば、一歩ごとに足の裏全体を地面にベタっとつけてしまう歩き方。これはハイヒールを履いた女性によく見られる歩き方ですが、この歩き方だと姿勢も猫背になってしまいますし、足の裏の感覚受容器も働かず、衰えていく一方です。

正しい歩き方は、まず、地面にかかとをつける

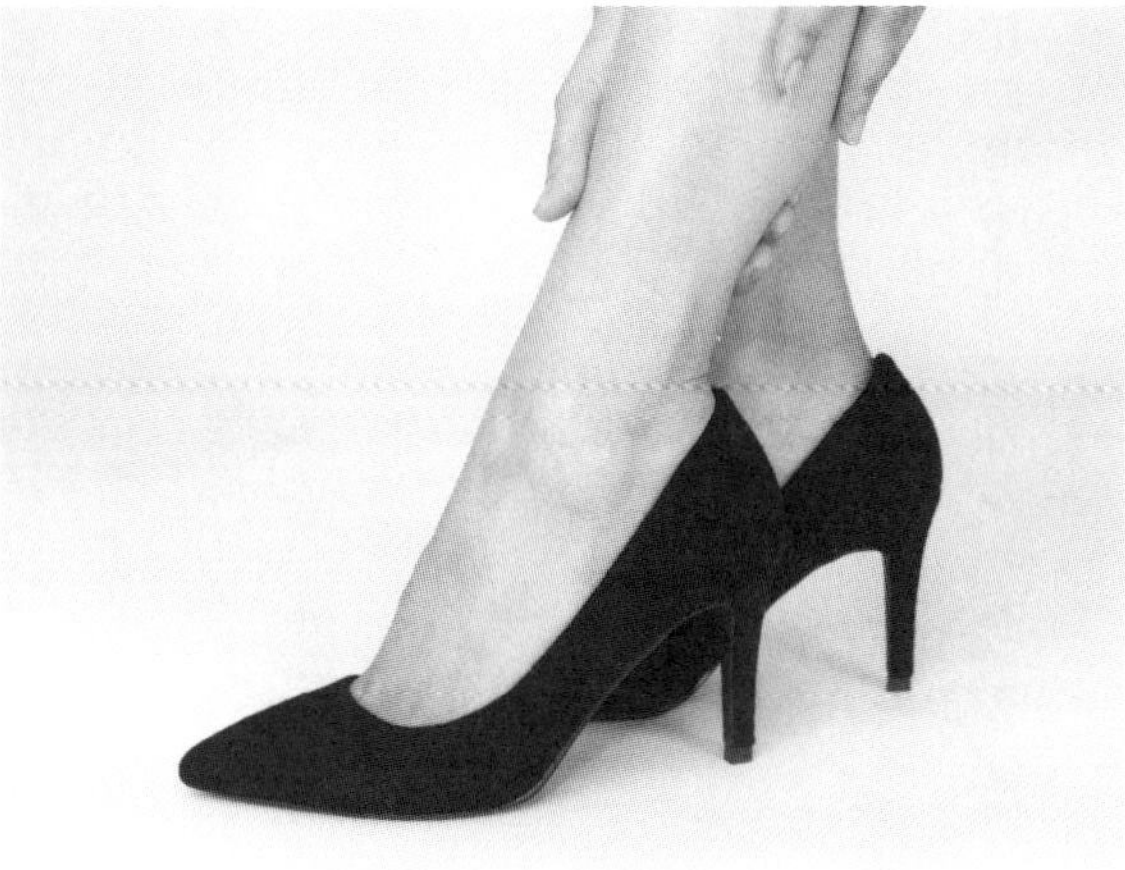

ことから始まります。このとき、ふくらはぎの筋肉が働き、かかとから足の裏の側面に重心が移動するにつれて、太ももの筋肉、つまり大腿四頭筋に力が移動します。そして足の裏全体が地面につくと、脚全体からお尻に力が加わるというように、まるで連鎖的に発火するように神経や筋肉に刺激が伝わり、力が入っていくのです。このことが全身に波及し、体のバランスを整えていきます。

しかし、着地するタイミングや部位が正しくないと、協調して働くはずだった神経や筋肉にシグナルが入らず、別の場所に刺激が入ってしまい、**ズレが生じてしまいます**。このズレは脚だけにとどまらず、お尻から腰、背中、腕、そして頭へと、どんどん大きくなりながら波及していきます。

正しく歩いていないため、余分な負担が体のどこかにかかるようになり、姿勢が悪くなり、腰痛や肩こりが発生したりするのです。

それだけではありません。余分な負担が内臓にも波及し、生理不順などの婦人科系トラブルを起こす、呼吸が浅くなって心肺の機能が落ちる、脳への血流が悪くなって認知機能に影響が出る、睡眠の質が落ちて疲れがとれにくくなるなど、現代人にとってはおなじみのさまざまな悩みの引き金になるのです。

　ここまで何度かお伝えしてきたように、祖父母の代から比べると現代人は歩くことが極端に少なくなっています。文明が発展したおかげで生活がラクになったと捉えることもできるかもしれません。

　しかし歩かないということは、足の裏の感覚受容器が鈍くなることから始まり、筋力が低下する、骨や関節の安定が悪くなり歩きづらくなる、そして**歩くのが億劫になり、ますます歩かなくなるという悪循環を招きます。**ついには歩けなくなる、なんて最悪の事態に陥ることもあり得るのです。

歩行が少ないと、年齢に関係なく老化が加速する

　歩かなくなる負のループが最も問題になるのは、言うまでもなく高齢者です。

　かつては介護士をしていたので多くの高齢者と接しましたが、たとえ年齢が同じだとしても、いつも元気で認知機能もしっかりしており必要最低限の介助で問題ないという人がいる一方で、すっかり弱ってしまって認知機能も衰えてしまう人がいることに気づかされました。

老化の進み具合には個人差があるので、人によって状態が違うのは当たり前のことなのですが、**元気な人と衰えてしまっている人を比べると、最も大きな違いは歩けるか・歩けないかにあると断言できます。**

よく歩く人は足腰が丈夫なのはもちろんのこと、手先もよく使えます。会話もしっかり交わせますし、おしゃれな人が多いのも特徴です。それに対して歩かなくなってしまった人は、どんどん元気でなくなっていきますし、ぼーっと過ごすことが増えていきます。

それがわかっているからこそ、介護士をしていた頃は、できるだけ歩くように勧め、介助もしていたのですが、高齢者がいったん歩行の機能が弱ってしまったり、歩く意欲がなくなったりすると、ますます歩かなくなってしまうという悪循環が起こります。

歳を取り、足腰が弱ってしまったから歩かなくなる。歩くことが億劫になる。もしかすると最初はそんなことから始まるのかもしれません。

でも一度歩かなくなってしまうと、そこから積極的に歩こうとしなくなるのも、よくあることです。歩かない生活は、一見、無理をせず体を休めているように見えるかもしれません。しかし歩行は人が生きて行くうえで、欠かすことのできない基本動作。それをやめてしまうと、老化が加速してしまうのです。

高齢者でなくても、住んでいる地域の環境で歩くことが少なくなるというケースも多いことでしょう。たとえば公共交通機関が発達していない、日用品を調達する施設が遠方にあるといった地域では、移動のために自家用車が欠かせません。これをすべて否定するわけではありませんが、車で移動する生活が定着すると、歩くこと自体が億劫になり、ちょっとした距離でもすぐに車を使ってしまうようになりがちです。こうなると、実際の年齢よりも老け込んでしまう、ということが起きてしまいます。

年齢は関係ありません。歩くことが少なければ少ないほど、老化が進んでしまうということを、ぜひすべての人に知ってほしいと思います。

第2章

正しい歩き方をするだけで あらゆる不調が 改善するのはなぜか？

私が痛みやこりのケアをすぐ始めない理由

第1章でお伝えしたように、私のキャリアは介護士からスタートしています。そして、頭痛で悩まされたことがきっかけで理学療法士となり、西洋医学を学びました。医師の指示により多くの方々に向き合う中で、エビデンス重視の西洋医学に限界を感じるようになり、東洋医学を学び、整体師となりました。今では約70店舗の整体院を運営しています。整体院では全店舗あわせると**毎月約1万人の方を治療しているのですが、その中で新規に来られる方は毎月約3000人**いらっしゃいます。

それだけ多くの方が来てくださるのはとてもありがたいことですが、当院の門を叩く理由が「トラブルの予防」や「リラクゼーション」だという人はごく少数。**ほぼすべての人が、体のどこかに痛みやこりなどを感じ、治療を目的に訪れている**のです。

今や、マッサージを施す店が全国各地にあります。多くの人がこうしたお店を必要としていることを思うと、改めて現代人が不調に耐えながら日々を過ごしていることを実感せずにいられません。

当院を訪れる方が抱えているトラブルは、肩こりや腰痛。マッサージを施す店舗どころか病院に通っても治らなかった、一向によくなる兆しがなく症状がどんどんひどくなると訴える人も少なくありません。

そうした方々が来ると、私はまずその人の全身のバランスを見るようにしていますし、他のスタッフにもそうすることを徹底させています。**さまざまな体のトラブルを抱える人には、体に左右差がある、という共通点がある**からです。

人体は左右対称ではないということは、耳にしたことがあるのではないでしょうか。たとえばいつも同じ側に荷物を持っている、脚を組む癖《くせ》があるなど、日常生活のちょっとした癖で、人の体はどちらかに傾いてしまいます。さらに、上半身は右に傾いているけれど、下半身は左に傾いているなど、左右差の現れ方も一定ではありません。

上半身がどちらかに傾いていると指摘しても、

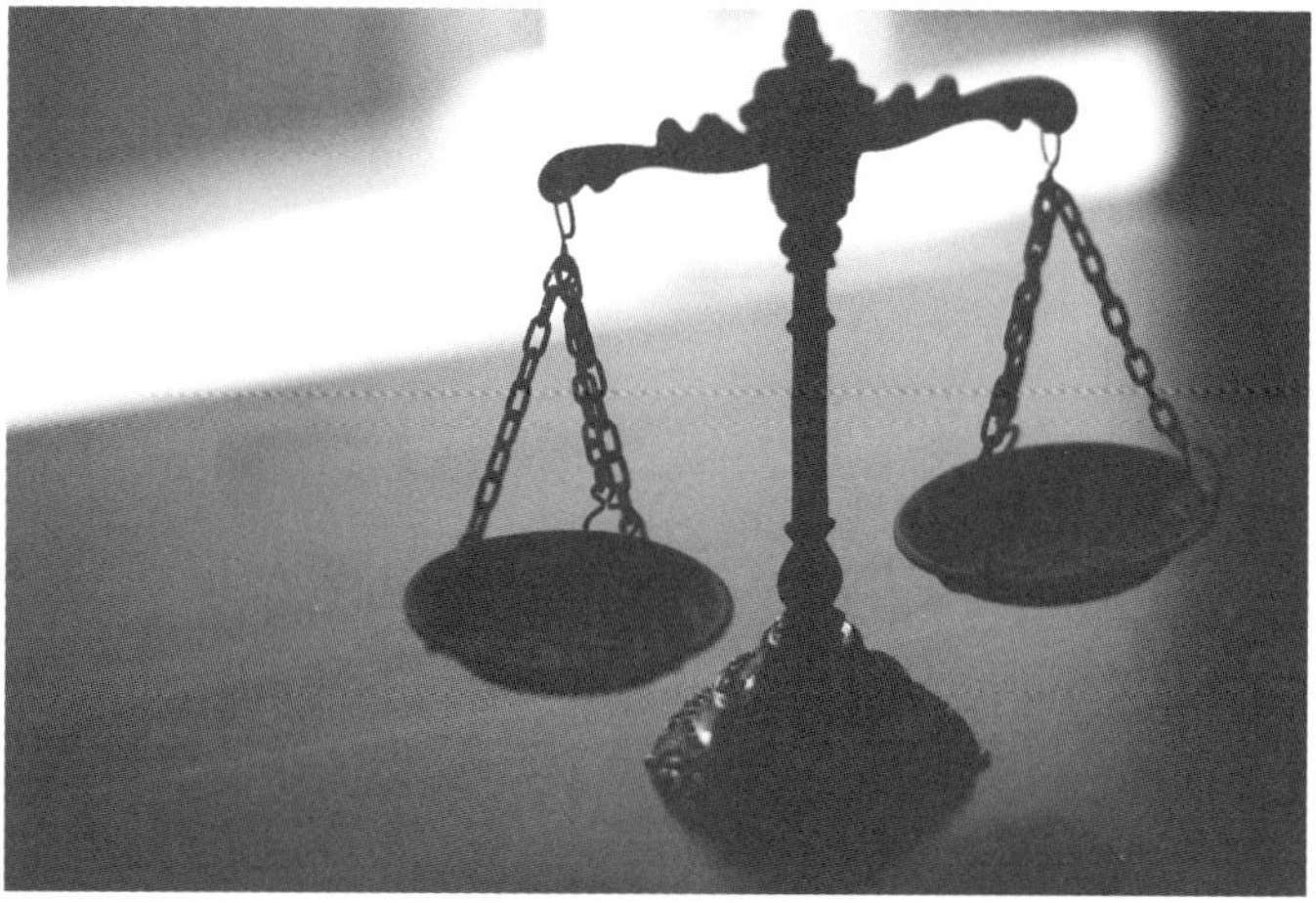

食事のときに肘《ひじ》をつく癖があったりなど、原因は**本人がすぐに見つけられるものだとは限りません。**

他にも例を挙げると、うつむいてスマホを見続けている時間が長い、体に合わないイスを使っているため背中を丸めた状態で長い時間作業している、寝具が合わず腰に負担がかかった状態で睡眠を取っているなど、たくさんあります。このように体に左右差が生じる原因は、日常生活で無意識のうちにとっている姿勢の癖であることが多いのです。

人の体は頭頂からかかとまでが一直線上につながり、肩の高さ、骨盤の傾き方は左右対称なのが本来の姿となります。

ですから、体のバランスをよく見て左右差を見つけたら、そのあとは本人の日常生活をじっくりとヒアリングする必要があります。

こうすることでトラブルの原因を見つけるとともに、原因となった悪い癖を修正するため、本人の日常生活を正していくよう、アドバイスすることも重要だと思っています。

一度消えた不調が再発する明確な原因とは?

肩こりや腰痛に悩まされているにもかかわらず、病院に行くこともマッサージなどのケアを受けることもできないとき、多くの人は市販の湿布薬などを使ってその場しのぎをするのではないでしょうか。

さて、そこで問題です。このときみなさんは、どこに湿布薬を貼りますか? また、なんとか時間をつくってマッサージ店に行けたとしたら、どこを揉んでもらうようセラピストにリクエストするでしょうか。

この質問に対し、おそらくすべての人が「痛みがある部分に湿布薬を貼るに決まっているじゃないか」「もちろん痛い部分をしっかりと揉んでもらう」と答えることでしょう。当院を訪れる方もそれは同じです。「肩がこって仕方ないから、肩をほぐしてほしい」「腰痛がひどいから腰を揉んでほしい」と願っています。その中にはマッサージ店で**痛む場所を集中的に揉みほぐしてもらったのに全くよくならないので当院に来た、という方が、かなりの数いらっしゃいます。**

たとえば胃の粘膜が荒れていれば胃が痛むように、どこかに痛みがあるとき、その部分に不具合が起きていると思うのは自然なことです。しかし、特に体の痛みやこり、違和感については、不調になっている所だけケアしても解決できないことは多々あります。

例として腰痛があるときは、腰の骨や筋肉にトラブルが起きていると考え、その部分を修復しなければと思ってしまいがちです。そこでマッサージを施してくれる店に行き、「他の部分はいいから、腰を重点的に揉んでほしい」と頼んでしまう。家族や友人に腰を揉んでもらったり叩いてもらったりすることもあるでしょう。

こうしたケアに全く意味がないとは言いません。なぜなら、揉んだり叩いたりすることで血行がよくなることがあるからです。それでこりがほぐれたり痛みが軽くなったりしたような気になるかもしれませんが、それはあくまでも一時的なこと。**痛みの〝原因〟が取り除かれたわけではありません。**


前の項でも説明しましたが、体に痛みやこりなどの不具合が起きている場合、その方の体をチェックすると左右差が起きています。これは、普段の癖や習慣によって生じた体の歪みが、痛みやこりという形で現れている証拠なのです。

肩こりがあるとき、確かに肩の筋肉が張っているかもしれませんが、筋肉が硬くなってしまっている原因は別の部位にある場合がほとんど。それに気づかず肩を揉みほぐしても、肩こりというトラブルからはなかなか解放されることはありません。されたとしても、すぐにぶり返すことがほとんど。なぜなら、原因が残ったままになっているから。

不具合の原因はどこにあるのか、どうして不具合が出るのかをまず突き止めてほしいと思います。


「体が歪んでいる」というと、骨が曲がってしまっていると想像する人が多くいます。たとえば日本人に多いO脚と呼ばれる状態を思い浮かべてみましょう。直立不動になったときに、くるぶしはくっついているのに膝《ひざ》がつかず、両脚で「O」の字を描いたような状態は、まるで脚の骨が大きく外側に曲がっているように見えます。

しかしその実態は、本来正面を向くべき膝の皿が内側にねじれてしまい、その結果脚の骨が「O」字型に曲がっているように見えているのです。先天的に骨に異常がある場合は例外ですが、腕や脚の骨ならまっすぐ、肋骨ならゆるいカーブを描くといった、骨が本来持っている形から勝手に大きく変わってしまうことは、滅多にありません。

歪みが脳や内臓の病気をも引き起こす

猫背やお腹がぽっこりと出てしまう反り腰など体型の悩みも、歪みが引き起こしているケースが多いのが実情です。しかし、歪みが引き起こすのはそれだけではありません。実は、外から見えない体の中で起きているトラブルも、歪みがかかわっている場合が多いのです。

わかりやすい例で説明しましょう。お母さんの胎内にいるとき、赤ちゃんは頭を下にした状態で出産の日まで成長していきますが、中には頭が上になっている赤ちゃんもいて、そうした状態を逆《さか》子《ご》（医学用語では「骨盤位」）といいます。妊娠中期まで赤ちゃんは胎内でぐるぐる回っているため、およそ40％が逆子だといいますが、出産が近づくにつれてほとんどの赤ちゃんが頭を下にした頭位と呼ばれる体勢になります。

逆子は分娩に時間がかかるなど難産のリスクが高くなるため、妊娠後期で逆子だとわかると、頭位に戻すためにマッサージなどの処置が施されることがよくあります。

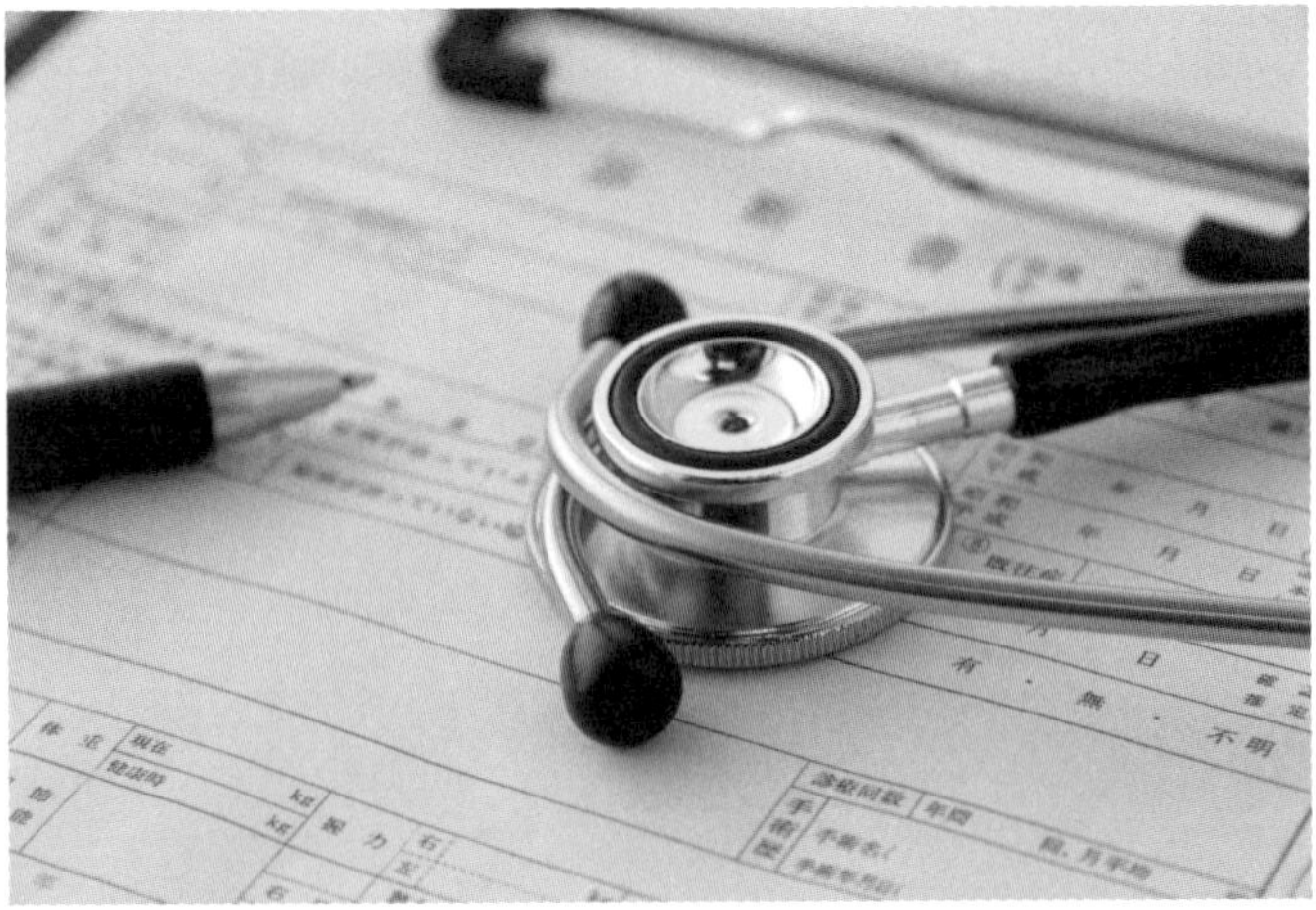

しかし赤ちゃんを頭位に戻してしても、再び逆子になってしまうことが多いのが実情です。その原因は赤ちゃんではなく、お母さんにあることがほとんど。骨盤が傾いている、骨盤自体が小さいなど母体に歪みがあると、本来の頭位の体勢が取れなくなってしまうのです。

体に歪みがあると、血管を圧迫するということが起こります。その結果、脳への血流が悪くなり、認知機能が衰える原因になったりします。上半身がねじれるように歪んでいる人は、肺が圧迫され、呼吸器系に問題が起きることも珍しくありません。また、体の歪みにより神経が圧迫され、それが原因で免疫機能が落ちる、不眠や抑うつ傾向になるなどの辛い症状が出ることもあります。

病気の原因はひとつだけとは限りませんが、検査しても異常が見つからないという場合や、対症療法だけしか方法がないという場合、**体の歪みが根本原因だったという例はとても多いのが実情**です。現に、病院に通っても具合がよくならない、薬を飲み続けている、薬の種類と量がどんどん増えると訴える患者さんはたくさんいます。

そうした人の体を診るとほぼ全員歪みがあり、それを治すことで悩みが消えてしまったということがよくありました。

真犯人は「土台の歪み」。だからこそ足の状態が超大事

痛みやこり、さらには脳や内臓の不調を含め体の不具合は「体の左右差」にあると、ここまで何度かお伝えしてきました。とはいっても、これを自分で確認するのはまず無理といえます。なぜなら、ほとんどの人はねじれ、歪んだ状態で日常生活を送っているため、自分の体のバランスが崩れているとは夢にも思っていません。**むしろ、ねじれ、歪んだ状態で「まっすぐ」と感じている人がほとんど**でしょう。人から指摘されたり、鏡で自分の全身を見たり、写真や動画に撮られたりしたときに初めて、「まっすぐだと思っていた自分の体が歪んでいる」ということに気づくのです。

では、こうした左右差や歪みはどこから生まれているのでしょうか。「首が左右どちらかに傾いている」というケースを例に説明しましょう。首がどちらかに傾いていると、常に首をかしげているような姿勢になっており、肩こりが起きやすくなっています。しかし、**これを修正しようと、首を反対側にかしげても、その状態を長く続けることはできません。なぜなら、首が傾いている原因は首にはないから**です。

建築物を想像してください。どんなに素晴らしい家も、地震などで地盤がゆるむと土台が歪んでしまいます。土台が歪むとその上に立つ柱も歪み、柱に支えられた壁や床も歪みます。するとドアや窓が閉まらなくなる、壁にひびが入るなど建物全体が傷んできます。住んでいる人の平衡感覚に影響を与え、めまい、不眠などの健康被害が起きるようになることも珍しくありません。

体も同じように、土台が歪んでいるだけで、思わぬ部位にトラブルが出てしまうのです。人の体は左右対称ではありませんが、その状態でもバランスをとるように、無意識に体を調整しています。たとえば腰が右に傾いていたら、バランスをとるため上半身は左に傾けるように調整します。さらに、頭を右に傾けることでまっすぐの状態をつくろうとするのです。先に挙げた例でいえば、首が左右どちらかに傾いている原因は、首ではなく腰、そして脚の歪みにある、というわけです。

体に痛みがあるとき、その原因は痛む場所以外にこそありがちだと説明しました。肩こりの原因なら肩、腰痛の原因なら腰というよりも、その**土台となっている脚の歪みにこそ、真の原因がある**のです。

人間こそ脚が大事なのにはワケがある

ほぼすべての人には体に左右差があり、土台が歪んでいない人はいません。人の体が歪んでしまう原因は、人類が多くの動物と決定的に異なる点である、直立二足歩行の生命体だということにあります。

地球上に生命が誕生してから、生命は進化を続け、さまざまな種類に枝分かれしていきました。その中で人類は直立二足歩行をするように進化していきました。人類は両手が使えるようになり、脳が高度に発達して言語を得、文明を築いたのも、直立二足歩行の恩恵だといえます。

しかし、直立二足歩行で知能が発達し、文明を発展させた一方で、他の動物と比べて大きく発達した脳を持つ人類は、重い頭部を高い位置で支えなければならなくなりました。**そもそも重い頭を掲げながらの直立二足歩行は、バランスをとるのが難しい**のです。

そこで人類は、背骨をS字にカーブさせることで頭部の重さを受けとめ、足の裏でしっかり地面を踏みしめてバランスを保つように進化していきました。足の裏の感覚受容器は、進化の過程で発達していったと考えられます。

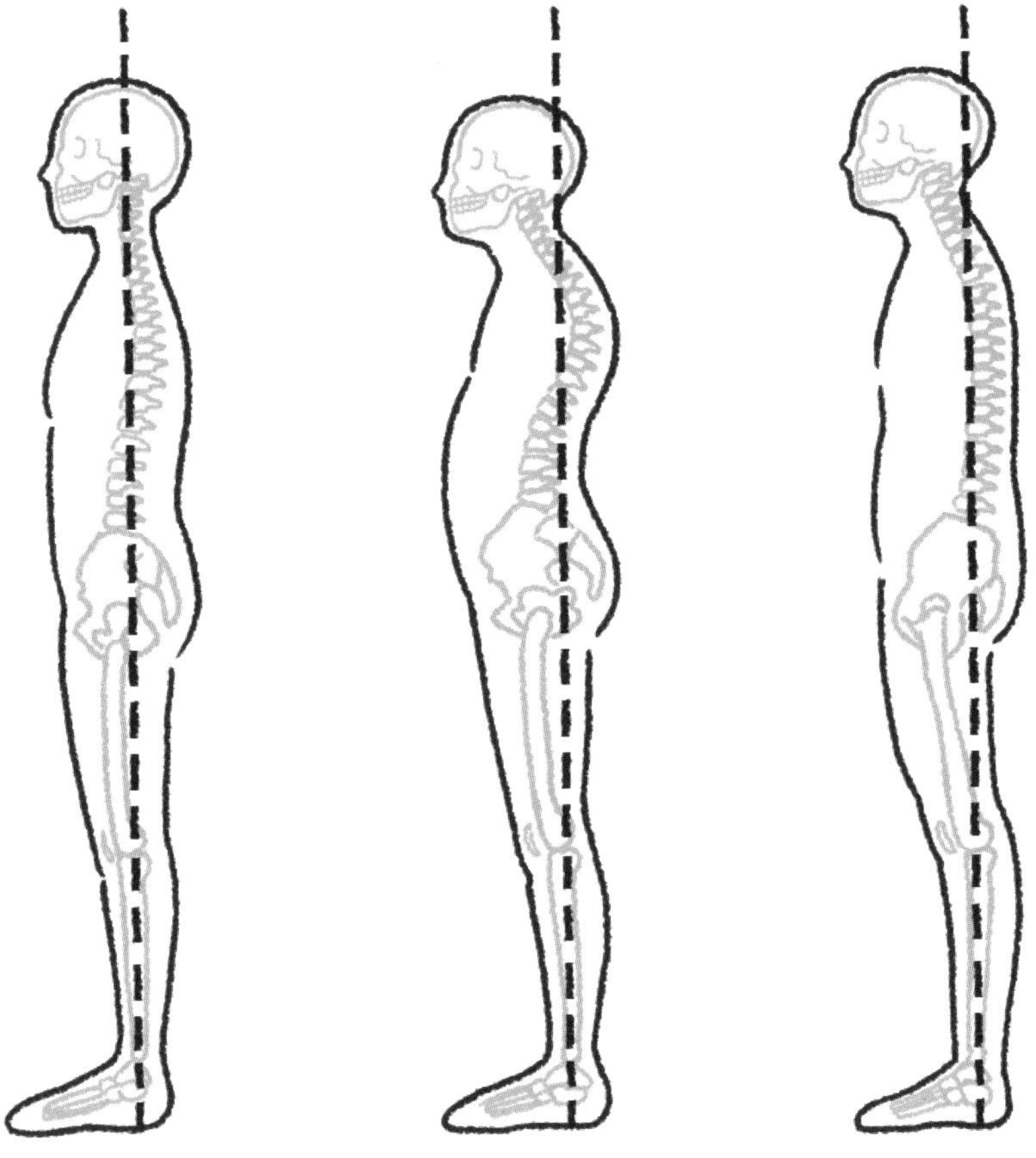

▲左が正しい姿勢。中央と右が姿勢が崩れた状態。背骨はゆるやかなS字カーブを描くのが理想であることがわかる。

ところが時代が進むにつれ、裸足は草や動物の皮などで包まれ、やがて靴を履くようになります。さらに文明が発達すると、地面は舗装され、小石ひとつ落ちていない平らで滑らかな道になりました。そのことで足の裏の感覚が鈍くなり、地面を踏みしめる力も弱くなっていきました。

今までは足の裏が地面の状態を感知することでバランスをとるように指令を出していたのが、そのセンサーが鈍くなってしまい、バランスが崩れてしまう。するとなんとかバランスをとろうとして、無意識のうちに体を傾ける。本来なら必要ない部位に力を入れるといったことが起こり、体が歪んでいきます。そして、体のあちこちに不具合が出る、という負のスパイラルが起きてしまうのです。

直立二足歩行はそもそも、バランスをとりにくい体勢でした。そこで人類は、足の裏の感覚を高めることで絶妙なバランスをとっていたのです。

それなのに文明が発達し、生活が便利になるにつれて本来備わっていたセンサーを失ってしまった。それが、体のあちこちに不具合が出る、不眠やうつなどメンタルバランスまでもが乱れる根本原因なのです。

「痛みを味方にする」という考え方

日本人が今のような靴を履くようになったのは明治以降。それまでは草履や下駄を履いていたので、靴との付き合いは150年程度しかありません。何世紀にもわたって靴を履いていた西洋人と比べ、靴に向いた体になっていないと考えられるのではないでしょうか。そのせいか、「自分に合った靴選び」が重要とされているようです。

もちろん、足に合った靴を選び、負担を減らすことも必要かもしれません。しかし、それ以上に重要なのは、足の感覚を取り戻すことではないでしょうか。なにも「靴の生活は体によくないから、日本人は草履を履くべき」というつもりはありませんし、「靴を履かない生活がベスト」というつもりもありません。

とはいえ、**外出から帰り玄関で靴を脱いだら、あとはスリッパも靴下も履かず、裸足で過ごす、という生活にしてはどうでしょうか。**凸凹道を草履で歩く生活はできなくても、家の中で青竹踏みや、プラスチック製の小石がついた足つぼマットをたまには踏む、というのもよいでしょう。そうしたちょっとした工夫で足の裏の感覚が高まり、効かなくなっていたセンサーの感度を上げ、不具合を防いでくれるはずです。文明が進み、生活はどんどん便利になっていきますが、それが自分の感覚を鈍らせていることを、自覚してほしいと思うのです。

これは「痛み」全般に関しても同じことがいえます。たとえば、頭が痛いときにすぐに鎮痛剤を飲む、足腰に痛みや違和感があるときは湿布を使うなど、世の中にはたちまちトラブルをなかったことにしてくれる薬やアイテムが溢れています。

しかし、それを使うことで体に起きている変調を見過ごしてしまうことがあります。そして、ますます自分の体の変化に対して鈍感になってしまう、そんな人が増えているような気がしてなりません。

体のどこかに痛みがあると、少しでも早く苦痛から逃れたいと思ってしまうかもしれません。特

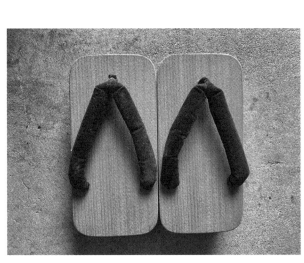

に仕事などで日々忙しい人ほど、その傾向が強いことでしょう。

でもそれが、体に対する感度を鈍くしていると考えてほしいのです。**どこかに痛みがあるときは、体に何かが起きている証拠。**前の日に何をしたか、最近はどんな生活を送っていたか、どんな姿勢で過ごしていたかなどを振り返れば、原因が見つかるはずです。それが、自分の体を守る第一歩になってくれるに違いありません。

重力が体の歪みをいっそう強めてしまう

20代の日本人男性の平均身長は約170㎝、体重は70kg前後だといわれていますが、この細長く重い物体を支える土台となっているものは、平均約26㎝の2つの足しかありません。4本の足で活動する動物たちと比べると、人間の体というものは、建物でたとえると土台が弱いといえるのではないでしょうか。人がバランスを崩しやすく、歪みが出やすいのは土台、つまり2つの足しかないことに原因があるのです。

もともと不安定で歪みやすい人の体に対して、さらに影響を与えているのが重力です。特に重力の影響を受けているのが背骨。人の背骨は、重力によって押し縮められたような状態になっています。人の背骨は24個のブロックがS字カーブを描くように積み重なり、頭の重みが首や腰にかかりすぎないよう、重力を分散させる構造になっています。さらに2本の脚で正しく立つことにより、スムーズな活動を実現させているのです。

しかし、ちょっとしたことで体のバランスが崩れると、崩れた形のまま重力の影響を受け続けてしまいます。たとえば、右腕を骨折したとしましょう。すると、右利きの人でも左手を使う場面が増えていきます。右腕を守るため、姿勢も変わっていくでしょう。こうして普段の姿勢や生活習慣が変わることで、体に歪みが生じます。すると、その**歪んだ状態で重力がかかっていくため、歪みはどんどん進行してしまう**のです。

膝や腰の痛みに悩む人は「横になっているときはラク」ということをよく言いますが、これは寝ている状態だと重力の影響が分散されることに理由があります。まさに、重力が歪みや痛みの進行に関係があることの証拠といえるでしょう。

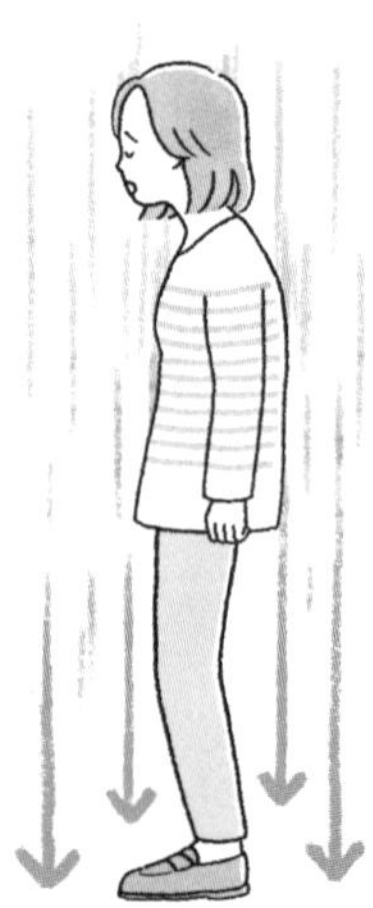

今の子供が転びやすいのは、裸足で歩かないから

ここまで何度か靴の弊害について説明してきましたが、子供と靴の関係についても説明したいと思います。

歩き始めの頃までに履く靴を「ベビーシューズ」、歩き始めの頃に履く靴を「ファーストシューズ」と呼び、さまざまな種類が出回っています。我が子が初めて履く靴のため、子供の足によいものをと吟味し、こだわる親も多いようです。

とはいえ、どう選んでいいのかわからず、子供靴売り場でスタッフのアドバイスに耳を傾けたりして決めるというケースも多いようです。ちなみに、ネットで「ベビーシューズの選び方」を検索してみると、「靴を履く練習のため」「靴の感覚に慣れるように」といった文言が並んでいます。どうやら、つかまり立ちをするようになったら室内で内履きから始め、よちよち歩きができるようになったら外履きを使う、というのが一般的なのだとか。

靴の文化が日本に入ってきたのは、鎖国が解けて海外との交流が始まってからですが、

それまでは草履や下駄で、中には裸足で外を走り回っていたという子供ばかりだったといいます。それと比べると、まだ歩けるかどうかという時期から靴を履くのは文化的のように見えるかもしれません。しかし、足の裏の感覚を鍛えるという観点から見ると、あまり早くから足を靴で包んでしまうのは、とても賛成できません。

靴の専門家は「歩く前から靴の感覚に慣れることは大事」と言うかもしれませんが、**靴の感覚に慣れることよりも、足の裏の感覚を鋭敏にし、感覚受容器を育てることのほうがもっと大切**です。それなのに、**まだ歩くか歩かないかという段階から足を靴で包み込んでしまっては、足の裏で地面を捉え、重心移動させながら歩くという歩行能力がしっかりと育ちません。**それが原因なのか、子供は今のほうが転びやすくなったとも、よく耳にします。

子供の歩行能力や足の裏の感覚受容器を育てるために、ぜひとも家の中だけは裸足で過ごさせ、自由に歩き回らせてください。多少転んでも、凸凹の場所を歩かせるということは、子供の発達に必要なのです。

赤ちゃんと高齢者に学ぶ、歩行の絶大すぎる効果

牛や馬などの草食動物は、生まれ落ちてから10分もしないうちに自ら立ち上がり、両目を開いて親のそばまで歩いて行き、乳を飲み始めます。しばらくすると群れに加わり、歩いたり走ったりするようになります。

ところが、同じ哺乳類《ほにゅうるい》である人間はどうでしょう。生まれてすぐは目もよく見えない。立つどころか満足に動くこともできず、24時間誰かに面倒を見てもらわなければ、命を繋ぐことさえできません。

人間と同じように生まれてすぐは立つこともできない動物は、他にもいます。犬や猫、ライオンなどがそうです。でも、この時期は半月ほどと短く、2ヶ月もすれば自力でなんとか歩けるようになります。それに対して、自分の力で立てるようになるまで1年くらいかかる人間の赤ちゃんは、本当に弱々しい存在だということができます。

ところが、そんな赤ちゃんも、ハイハイする時期を経て立ち上がるようになると、一気に変化します。身近に小さな子供がいる人、あるいはかつて小さな子供と一緒の時間を過

ごしたことのある人ならおわかりでしょうが、赤ちゃんがハイハイから**つかまり立ちへと成長が進むと、そこから身体的にも精神的にも目覚ましく成長していきます**。歩くスピードはぐんぐん速くなり、手先も器用になっていろいろなことができるようになり、好奇心旺盛になって知能も進み、言葉もしゃべれるようになるといった具合です。

悪い表現になるかもしれませんが、それまでは他の動物とあまり変わらないどころか遅れをとっていたような存在だったのが、歩き出すようになると日に日に人間になっていく、そんな気さえしてきます。

このドラマチックな進化は、足、特にかかとが地についたことで、まるでスパークするように始まっているのだと考えられます。かかとを地につけて歩く刺激は全身を巡り、脳に届き、身体機能と知能を目覚めさせる……歩行が進化のスイッチを入れるのです。

このことは、**高齢者にも顕著に現れています**。高齢者は足を骨折する、外出が億劫になるなどして歩かなくなると、急激に老化が進む傾向があります。病気にかかりやすくなるだけでなく、認知症のリスクが高まることがわかっており、だからこそ高齢者にはウオーキングが推奨されているのです。

赤ちゃんと高齢者から、歩行の大切さを感じてほしいと思います。

今から子供のためにできることはたくさんある!

今の子供は栄養状態も衛生環境もよく、医療も進んでいるため、昔に比べてとても恵まれているといえます。それは新生児や乳幼児の死亡率が格段に下がっていることからも明らかでしょう。

しかしその一方で、アトピー性皮膚炎や食物アレルギーを持つ子供が増え、不登校になるなどメンタルヘルスに悩みを抱える子供が昔に比べて増えているような気がしてなりません。

こうした事態は、さまざまな要因が複雑にからみあって引き起こされているのであって、原因はひとつではありません。とはいえ、確実に子供の健康を害する要因のひとつになっているのが、体の歪みにあります。そしてその歪みを招いているのが、早くから靴を履いてしまったため、足の裏の感覚受容器がきちんと育っていないことにあるのではないでしょうか。つまり、乳幼児期の育ち方で、子供の心身の健康、発達に影響が出てしまうのです。

こう説明すると、「我が子はもう手遅れなのか」と絶望的な気持ちになってしまうかもしれませんが、それは大きな間違い。今からでも、たくさん歩いたり走ったり、サッカーや野球、テニスなど何らかのスポーツをすることで、体の歪みが整う、足の裏の感覚が鋭敏になるなどのよい効果をもたらすことができます。

現在は、走り回ったりボール遊びをしたりすることを禁止する公園などが多く、昔よりも運動する機会が減っています。今の子供は圧倒的に運動量が足りません。そもそも塾や習い事で忙しく、遊びの時間が減っているうえ、ゲームをするなどインドアな遊びが主流になっています。これではますます体が歪む一方です。

だからこそ、親は子供が運動するよう、積極的に働きかける必要があります。**スポーツ系の習い事をする、週に1回は自然の多い所に連れていって走り回らせるなど、方法はたくさんあります。**ぜひ、意識してほしいと思います。

正しい歩行が、ストレッチや健康体操よりも優れている点

大人から子供まで、現代人を悩ませるさまざまなトラブルや病気の原因として、体の歪

みが大きな存在を占めることはほぼ間違いありません。

具合が悪いときは病院に行き治療を受ける、薬を処方してもらうといった対応は間違っていませんが、根本的な原因、つまり体の歪みを放置したままでは、単にそのとき出た辛い症状を抑える対症療法にしかなりません。辛い症状が出たら対症療法でしのぎ、また同じ症状が出たら対症療法を受けるという対応を繰り返している人が多いのが現実です。

ここまで読んできたらおわかりのように、根本原因である体の歪みを放置したままでは、症状が出たら対症療法を受けるというループを永遠に繰り返さなければなりません。痛みなど辛さが出ない体を手に入れるためには、歪みを修正することが必要なのです。

しかし、ひとことで「体の歪み」といっても、どの部分がどのように歪んでいるかはまさに千差万別。たとえば「背骨の歪み」といっても、左右どちらかの傾き、猫背、反り腰などさまざまな種類がありますし、骨盤や肩の歪みも多種多様です。

しかも、体はつながっています。たとえば、右腕をゆっくりと上げてみてください。このとき動いているのは腕の筋肉だけではありません。肩甲骨（肩の下部にある、背中側の出っ張った骨）、体側、腰の筋肉もつられて動いています。

このように、体の筋肉や骨は協調して連鎖的に動くため、**歪んでいる場所と歪み方を特定し、原因をつきとめるのは容易なことではありません。**整体院やリラクゼーションサロンなどで施術を行なうプロですら正確な特定ができず、予想に基づいて治療を行なっている場合もあります。

そこで**私が提唱したいのは、人体の土台である脚に注目すること。そして脚を使った日常動作、歩行を正すこと**にあります。

災害などで大きく歪んでしまった家屋は、外壁や内装を修理すれば見た目はきれいになるかもしれません。しかし、土台の歪みを放置したままでは修復した部分が再び歪んだり、別の場所が歪んだり、ついにはぺしゃんこになってしまうかもしれません。

人体もこれと似ています。実際に毎日多くの人を治療していると、「**脚を整え、歩行を修正すればたいていのトラブルは消えてしまう」ということは紛れもない実感**なのです。

正しい歩行を身につけると、歪んだ運動連鎖をリセットできるとともに、体の歪みを正すことができます。しかも、正確な動きでないと効果が出ない**ストレッチや健康体操などと比べて簡単ですし、1日のうちどこでも、長時間行なうことができるのもメリット**です。

次の章から、正しい歩き方、間違った歩き方について詳しく説明していきましょう。

第3章

歩く前に絶対に知っておきたい重要ポイント

たくさん歩こうとする人が陥るワナ

歩行を整えることは最も手っ取り早く、体を正常にする方法。このことに間違いはありません。しかし、こう言うと多くの人は「何キロ歩けばいいんですか？」「ウオーキングを毎日します！」というように「量」にシフトしてしまう傾向があります。

テレビなどのメディアでも、高齢者向けの健康法から若い女性を対象にしたダイエット法まで、「歩くこと」の大切さを取り上げる度に「1日最低30分は歩こう」「目標は1万歩！」などと「量」を強調して伝えているようです。こうした情報により一念発起して、ウオーキングシューズやウエアを購入した人も多いのではないでしょうか。

ところが、健康のためにウオーキングを始めたところ、体に支障が出る人がたくさんいるのも現実。特に多いのが腰痛や膝痛で、これにより整形外科や整体院の通院を始めたところ、ウオーキングを止められたという話もよく耳にします。

健康を手に入れたくて始めた習慣で健康を害するとは悪い冗談のようですが、これはある意味当然のこと。なぜなら、**体に歪みがある状態で長い距離を歩くと、もともとあった歪みがさらにひどくなる。無意識のうちに歪みをカバーしようとして、別の部位に負荷が**

かかりすぎる状態になり、痛みなどが生じてしまうのです。

歩行は体の歪みを整え、健康のスイッチを入れるために効果的な方法ですが、そのためには長く歩くといった「量」はいったん置いておいてください。ある程度歩くことは必須ですが、量（歩数）を稼ごうとすると、先に説明したようなおかしなことが起きてしまいます。

それよりも、足の裏に刺激を与えて鈍くなっている感覚を取り戻すことが重要なのです。そのためには**長く歩く必要はありません。足の裏が地面につく感覚に神経を集中させて歩く、重心移動を意識するなどして正しく歩くことを行なってほしいと思います。つまり、「量」ではなく「質」を重視した歩行、**ということです。

前の章で靴の弊害について説明しました。靴は足を守る一方で、足の裏の感覚を鈍らせてしまうというデメリットがあります。なので、せめて家にいるときはスリッパも靴下も脱いで裸足で歩き回ってみましょう。

このとき、足の裏全体を床につけてぺたぺたと歩くのではなく、まずはしっかりかかとを床に着地させる歩き方を意識してください。かかとには、身体機能を目覚めさせるスイッチがあることも思い出してください。こうして足の裏（専門用語で足底といいます）に刺激を与えることで、足の裏の感覚が目覚めるはずです。

1日5分だけでもOK！ 裸足になれる所ならどこでもできる

では、前項で挙げた「質」を追求した歩き方、すなわち正しい歩き方とはどのようなものになるでしょうか。「正しい歩き方」についてはテレビや雑誌、動画投稿サイトなどでもしょっちゅう見かけますし、もう耳にタコができた、という人も少なくないかもしれません。

「正しい歩き方」をするには、まず頭のてっぺんからかかとまでが一直線になる「正しい立ち方」をしなければならず、その姿勢のまま足を伸ばして歩かなければならない……と、確かにその通りですが、難しいというか面倒ですよね。体が歪んでいて、歩き方や姿勢の癖がついている人にとってはなおさらでしょう。

正しい立ち方・歩き方については次章以降で詳しく解説しますが、最初からこれをマスターして日常的にこの方法で歩くことを目指すのはおすすめできません。それではハードルが高すぎます。

それよりも、次のことを意識するようにしてください。

1）歩くとき、踏み出した足は必ずかかとから着地する

2）地面につけた足は、「かかと→足の側面→指の付け根→指先」と半円を描くような意識で重心を移動させる。

以上のたった2つだけを意識して、裸足で室内を歩いてください。「かかと着地」と「半円形の重心移動」を意識するだけで、**自然と背筋が伸び、正しい姿勢になる**ものです。

これができるようになったら、**次に試してほしいのが一本のロープの上を歩くように、片方のつま先に反対側のかかとをつけながら歩く方法です。地面に引いた一本の線の上をそっと歩く**

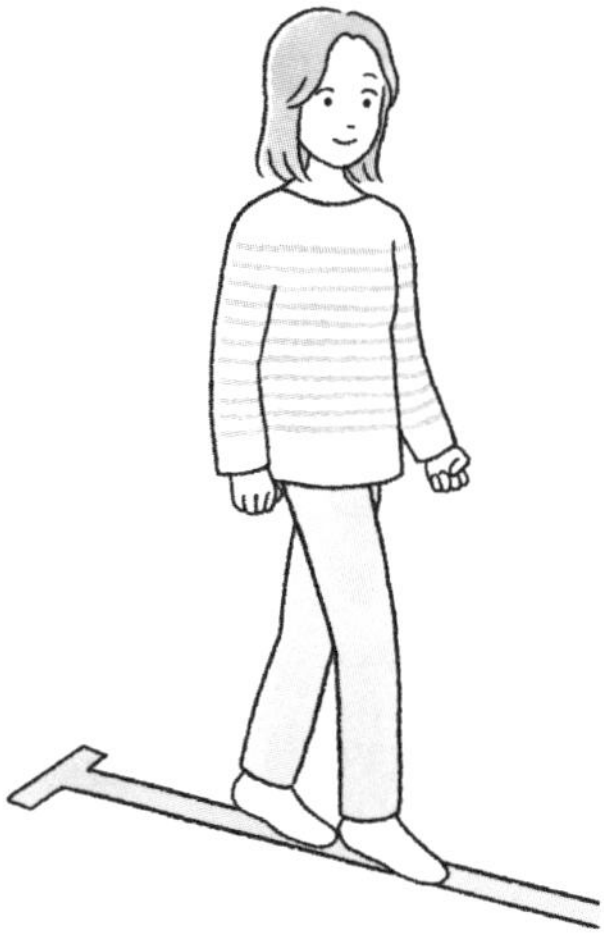

▲これがタンデム歩行。１本の線の上を、前にある足のつま先に、後ろの足のかかとがつく所まで前に出しながら歩く（詳しくはp100～101に）

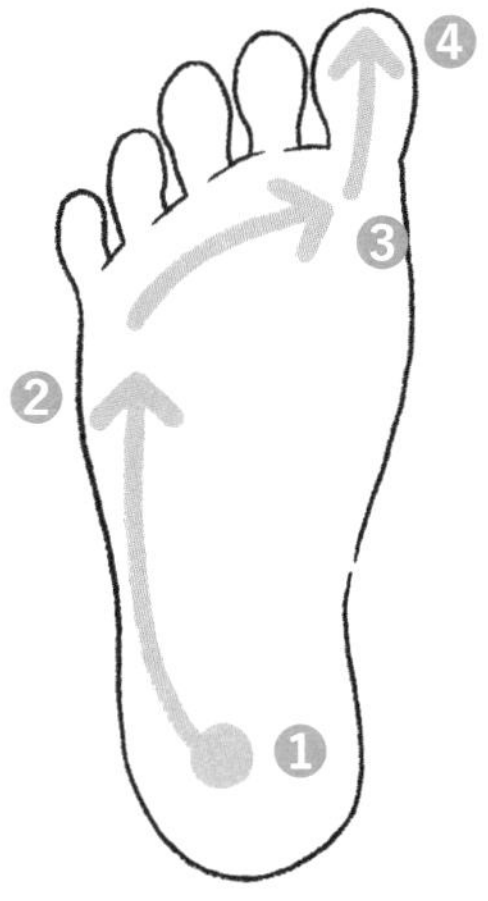

▲正しく歩くには、地面に最初につけるのは【❶かかと】から。その後に【❷足の側面】→【❸指の付け根】→【❹指先】に体重がのるようにしていく

ようなつもりで行なうとやりやすいでしょう。この歩き方を「**タンデム歩行**」と呼びます。

この歩き方も、スリッパや靴下は脱ぎ、裸足で行なうようにしてください。毎日5分行なうだけで、体の歪みを整えることができます。

注意してほしいのは決して無理をしないこと。体がふらつくなら、つま先とかかとを無理につける必要はありません。できるだけ一直線になるよう、意識して歩くことを行なってください。その際、「かかと着地」と「重心移動」だけは意識してくださいね。

正しい歩行が他のエクササイズよりも圧倒的に優れている点

最近は、週に数回トレーニングジムに通って体を鍛えているという人が増えてきました。最新マシンを使った運動は手軽なものも多く、重いバーベルを持ち上げるような筋力トレーニングに比べて安全に見えるかもしれません。

しかし実際は、このような最新マシンで体を痛める人が多くなっているのです。その原因は、正しい姿勢で行なっていないことにあります。

マシンを使ったトレーニングは、機械ごとにどこの筋肉を鍛えるかが決まっています。

ターゲットとなる筋肉をピンポイントで鍛えるには、最初の姿勢や腕や足の角度、力を入れる箇所が細かく定められており、その通りに行なわないと効果が出ません。

これを守らないと、違う筋肉に負荷がかかってしまう、関節に負担がかかるなどで体を痛める原因となります。

また、ほとんどの人が体の歪みを意識せずに行なうため、歪んだ状態で筋肉を使う結果、ますます歪みがひどくなるというデメリットもあります。ジムでトレーニングをするなら、毎回は無理でもトレーナーに指導してもらい、正しいフォームでできているかを確認することが必要不可欠です。

こうした正確さが厳密に問われる運動に対し、**「歩行」は日常の中で簡単に行なえます。**

先に解説した一直線歩きのタンデム歩行を毎日5分行なう。トイレに行くときだけするのでもいいですし、「かかと着地」と「重心移動」を意識して歩いてみるようにするだけでも構いません。そうすることで少しずつ自分の歩き方が変わっていき、体が変わっていき、健康な状態へと変わっていきます。

特に仕事の関係で毎日革靴を履いて過ごしている人は、足の裏の感覚が鈍くなっている可能性があります。そのため、体のあちこちに支障が出ているのではないでしょうか。このような人は家に帰ったら裸足になることから始め、毎日5分歩行を試してみてほしいです。

特に心配しているのが、ハイヒールを履く女性。ハイヒールは足にとっていいことが何ひとつありません。「長年履き続けているうち、足がハイヒールに慣れた」という人もいるかもしれませんが、それは危険信号だと思ってください。もしかすると不眠や生理不順などの悩みがあるのではないでしょうか。

仕事中は仕方ありませんが、オフィスから出たらハイヒールからスニーカーなどに履き替える。自宅では裸足で過ごす、毎日歩行トレーニングを行なうなどして、健康を取り戻してほしいと思います。

「健康によいこと」も加減を知らないと逆効果になる

ここまで、足の裏の感覚を高める必要性を解説してきました。これまでも「足の裏健康法」は提唱されてきましたし、足の裏にあるツボを刺激するグッズなどが登場し、長く販売されています。もしかすると、「正しい歩き方」や「一直線歩きを5分行なう」を実践するより、そうしたグッズを使うほうが手軽だと思うかもしれませんね。

しかし、こうした健康グッズの中には、**健康になるどころかむしろ逆効果になりかねないものもたくさんある**ことを、ぜひ知ってほしいと思います。

中でも避けてほしいのが、小さな突起がたくさんついた健康サンダルや健康スリッパの類い。どちらも量販店などでよく見かけますし、ダイエット効果を謳《うた》うものもあって、高い人気を誇っています。履くだけで簡単に、健康になれそうな気がするかもしれません。しかし、これが大きな間違いなのです。

健康サンダルや健康スリッパは、足の裏に対して常に刺激を与えている状態になっています。心地よく感じる刺激もありますが、基本的に体に対する刺激は、違和感が生じる原因となります。

違和感は不快感につながるため、体は力の入れ方を変えたり重心を変えたりすることで、その刺激から逃れようとします。靴の中に小石が入っていると、反対側の足に重心を置いて歩きますよね。それと同じことが起きるのです。すると、**体の左右バランスが崩れてしまう、本来とは違う筋肉を過剰に使ってしまうということになり、体が歪む、筋肉痛になるといったトラブルに発展してしまいます。**実際、ひどい腰痛に悩んでいた人に、毎日履いていたという健康サンダルと健康スリッパをやめさせたところ、痛みが消えたという例もあります。

他にも、正しい座り姿勢になるという触れ込みの骨盤矯正マットを使い続けていたところ、背中や腰が痛くなったという話もよく聞きます。これも常に刺激を与えている状態になっていることで、体のバランスが崩れてしまうことが原因です。

「健康によい」とか「体を調整する」というグッズはたくさん販売されています。それらをすべて否定するわけではありません。しかし、もしも「健康によい」「効果がある」というデータがあったとしても、四六時中使いっぱなしの状態だと体に負担がかかり、かえって健康を害する危険性があるので、注意してほしいと思います。

自分の体を治せるのは、自分だけ

病気になった、痛みや不快感があるなど、不調があったとしても、現代ではすぐに病院や整体院に行くことができ、症状を軽くすることができます。

こうした施設が近くになくて、時間をかけて治療を受けに行かなければならない地域もあるかもしれません。忙しくて通院する時間がないという人も、いることでしょう。しかし、そんな人たちも多くは、時間を捻出《ねんしゅつ》し、治療を受けているはずです。

しかし治療を受けたからといって、辛い症状から一生解放されるかというと、それは全く別の話で、同じ症状で何度も病院に通うというケースは珍しくありません。このことを考えると、私は「自分の体なのに他人任せにしすぎていませんか？」と言いたくなってしまうのです。

たとえば、血圧が高いというのに塩辛いものばかり食べている人、血糖値に問題があるのに甘いものがやめられないという人は、「ちゃんと薬を飲んでいるし、毎月病院で診てもらっているから大丈夫」と思っていないでしょうか。健康診断で肝臓の数値が悪かったというのにお酒がやめられない、生活習慣病のリスクが高いと言われたのにジャンクフードばかり食べている、空咳《からせき》が出ているのにタバコをやめられない、などの悪い習慣を持っていながら、いざとなったら病院に行けばいいと考えている人も、多いように思います。

確かに、病院や治療院、整体院に行けば辛い症状を軽減させることはできます。薬を飲んでも、同様の効果が期待できます。

しかし、それは症状を抑えているだけで、「治った」という状態ではありません。原因は残ったままなので、時間が経てば抑えていた症状が再び現れてしまいます。

本当に治すためには、治療を受けたり薬を飲んだりする以前に、自分の生活を省《かえり》みて、悪い習慣を正すことが必要不可欠です。食生活を見直し、睡眠をきちんと取り、呼吸を整え、と今から始められることは、いくつもあります。その中のひとつとして、**歩き方を変**

えるのも、大きな役目を果たすはず。

こうした小さな積み重ねで体は少しずつ変わり、健康へと着実に近づいていきます。そ
れが、真の意味で「治す」ということにつながっていくのです。

次の章では、いつの間にかついてしまった歩き方や姿勢の悪い癖、そして直し方いつい
て説明していきましょう。悪い癖を修正するのは簡単なことではありませんが、続けてい
くうち必ず身について、健康が手に入るはずです。ぜひ、がんばってほしいと思います。

『タンデム歩行　体を壊す歩き方が健康になる歩き方に 3日間で勝手に変わる』を 購入された方へ著者から参加者全員へプレゼント

カラダが変わる特典が盛りだくさん
カラダが楽になる　キャンペーン

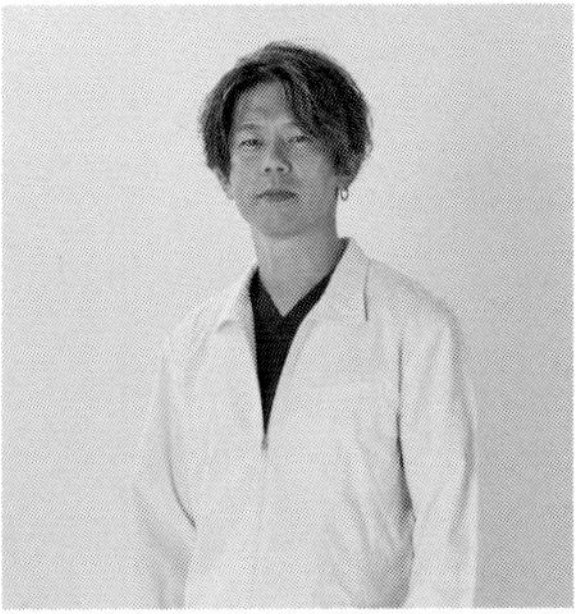

**参加者全員プレゼント
さらに抽選で
豪華商品を贈呈します！**

「カラダスイッチ医学研究所」代表　中村光太郎

お申し込み方法

キャンペーンに参加をするには以下のQRコードを読み込んでください

https://karada-group.com/wa-book

※この特典は予告なく内容を変更・終了する場合があります。

※本特典に関するお問い合わせは、「カラダが楽になるキャンペーン」事務局（info@karada-group.com）までお願いします。

第4章

体を劣化させる7大ダメ歩行

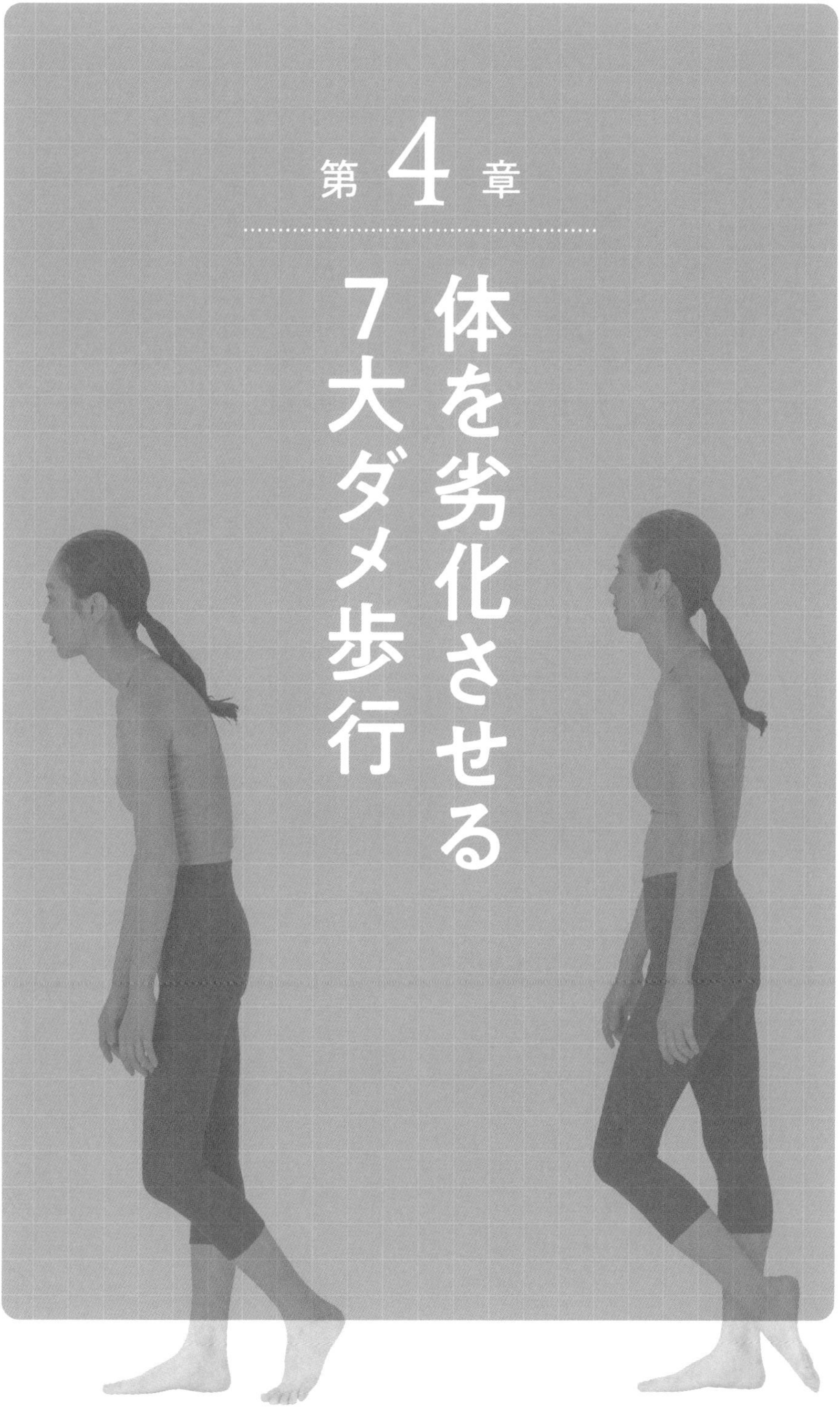

身体機能低下の最大原因は歩行にある

生きている限り、人は老いなどからくる衰えから逃れることはできません。とはいえ衰えるスピードに個人差があることは、誰もが痛感しているのではないでしょうか。同い年の有名人が自分よりも若く見える、同窓会で再会した旧友がびっくりするほど老け込んでいる……ある程度の年齢になったら、必ずこうした経験をするものです。個人差があるなら少しでも進行を食い止めたいと思うのは、偽りのない気持ちでしょう。

だからこそテレビや雑誌では、さまざまな健康法が紹介されています。食事や運動など自分で工夫するものから、手術を伴う本格的な医療行為まで多種多様。

しかし、長年にわたり多くの方々の体を診てきた私からすると、「歩行を正さない限り、身体機能の低下は防げない」ということは紛れもない真実なのです。今の体の不調は、若いときからの歩き方の癖が積み重なった結果であります。**歩き方の悪さが、体全体の歪みを生じさせた大きな原因なので、一度直しても再発の可能性は高いまま**です。

歩行の重要性に気づいた今日が吉日。歩き方を変えることで衰えの進行を遅くし、健康を取り戻してみませんか？

まずは、今の自分がどんな歩き方をしているかを把握することが重要。ここでは老いをはじめ身体を劣化させる歩き方の癖を解説します。ぜひ自分の歩き方をチェックして、現状と、それを放置するとどんな未来が訪れるのかを把握してください。

この第4章では、代表的な7大ダメ歩行と、その直し方を紹介します。次の第5章では正しい歩き方と、正しい歩き方を身につける「タンデム歩行」をはじめとしたトレーニングを紹介しますが、**この第4章のダメ歩行の直し方も加えることで、正しい歩き方がいっそう身につきます。**

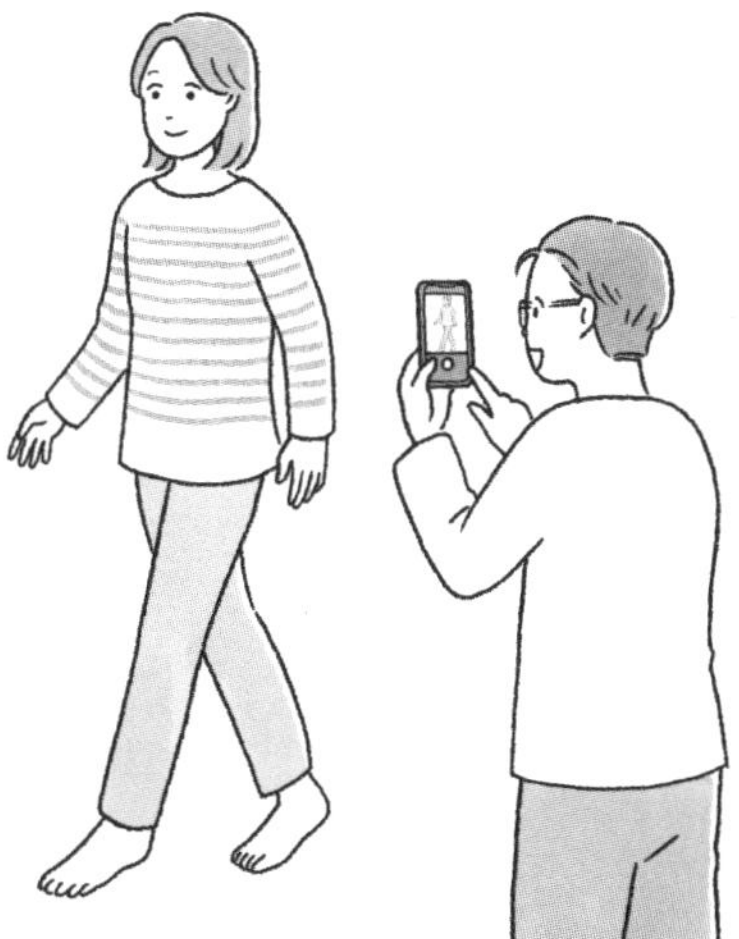

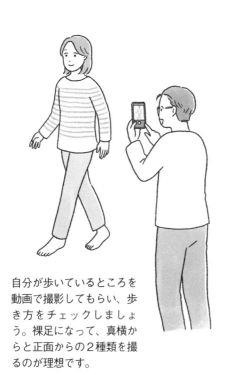

自分が歩いているところを動画で撮影してもらい、歩き方をチェックしましょう。裸足になって、真横からと正面からの2種類を撮るのが理想です。

歩き方も姿勢もダメにする

間違った立ち方

無意識にやっていませんか？
この立ち方では体を壊します

体に力を入れず、壁の前に立ってみてください。正しく立つことができる人は、実は少数（正しい立ち方はP92〜93参照）。

多くの人は、ここで紹介する3つのパターンのいずれかにあてはまります。そして、こんな立ち方をしている人は肩こりや首の痛み、腰痛といった体のトラブルや、イライラやゆううつといった心のトラブル、胃痛など内臓のトラブルを抱える傾向があります。

まずは自分の立ち方をチェックしてみてください。

どんよりネガティブ姿勢

猫背

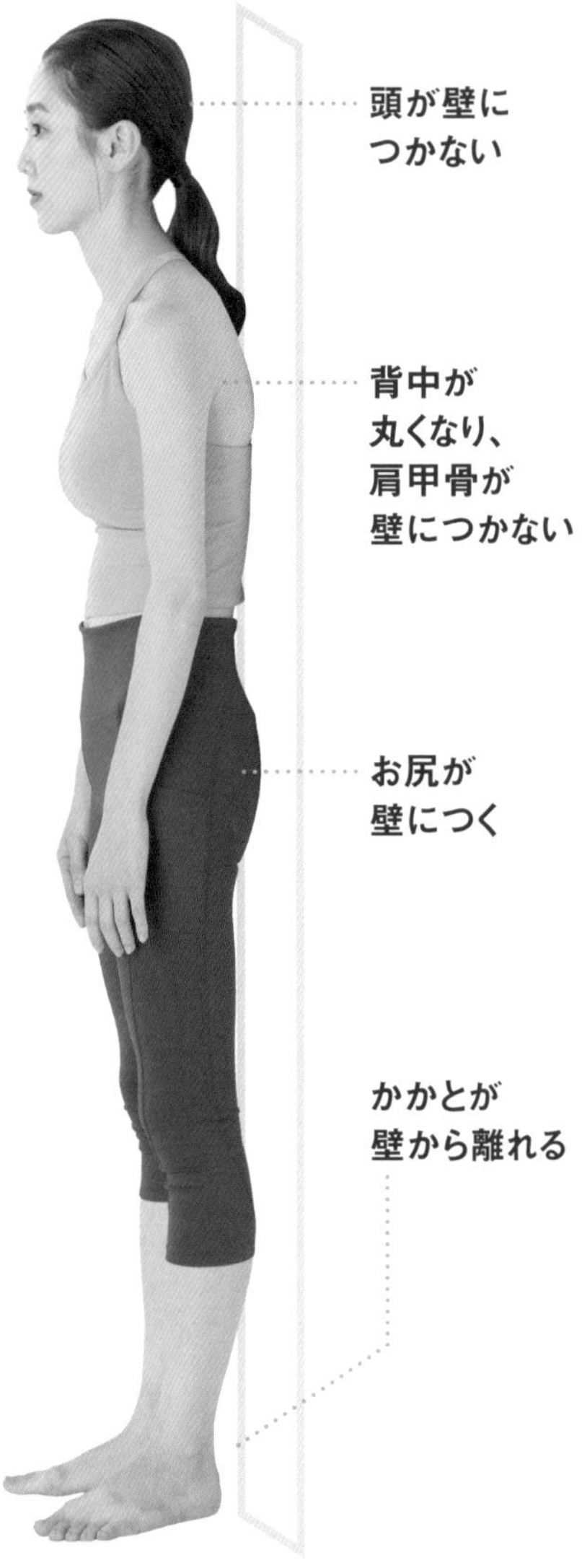

スマホの見すぎなどが原因で背中が丸まった猫背姿勢が増えています。胸が縮こまるため、呼吸が浅くなるのも特徴です。

腰への負担が大

反り腰姿勢

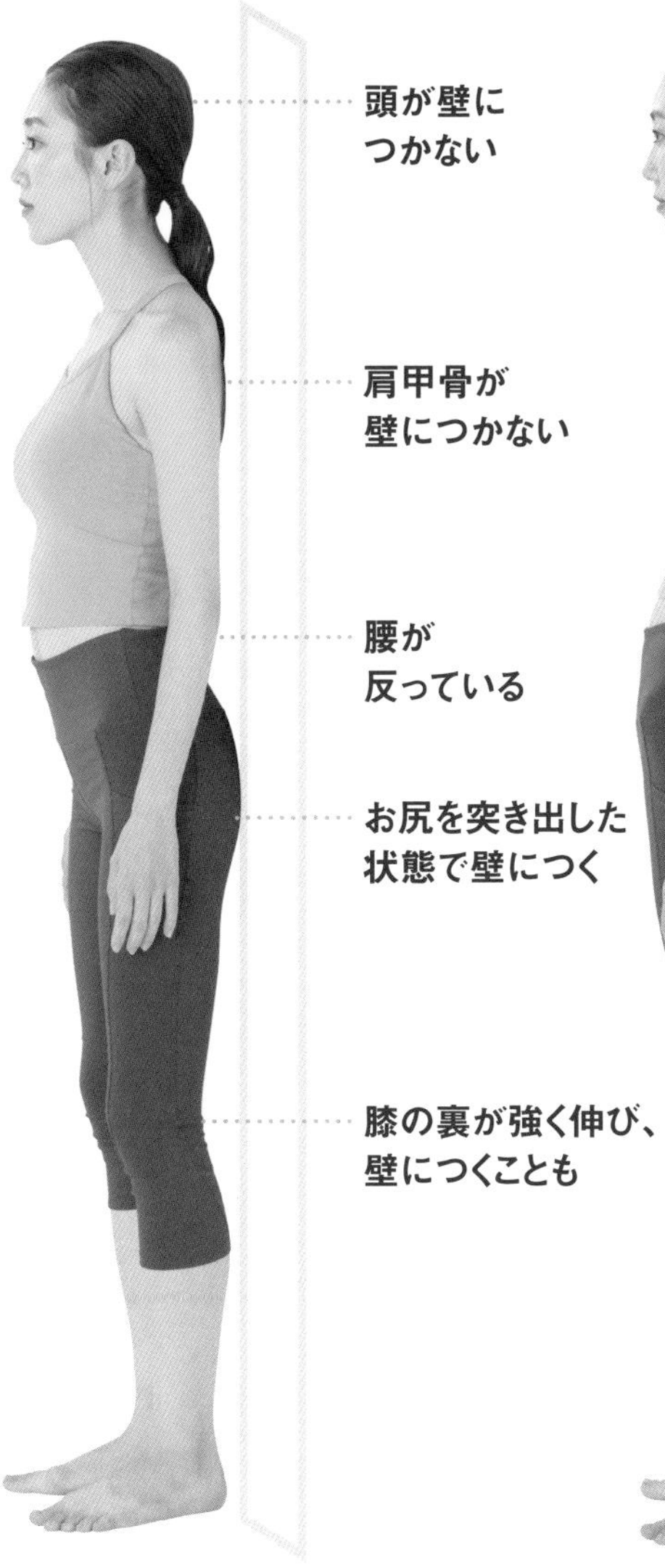

姿勢を正そうとして腰を反らせていないでしょうか。腰や膝に強い負担がかかるため、トラブルになりやすい姿勢です。

お腹が突き出ただらしない姿勢

ぽっこりお腹

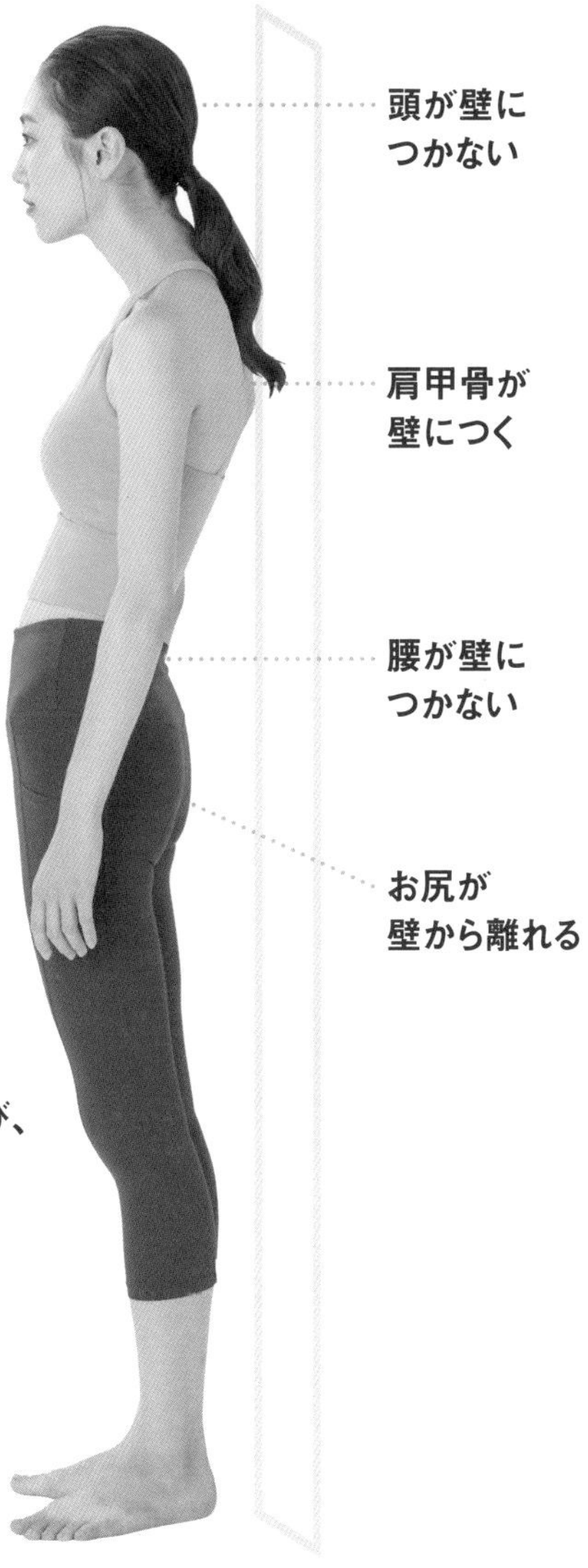

立っているときの重心が下がると、お腹が突き出た姿勢になります。お腹まわりの脂肪がつきやすくなるというデメリットも。

ダメ歩行

1

ガニ股歩き

股関節が硬くなり、腰痛の原因にも

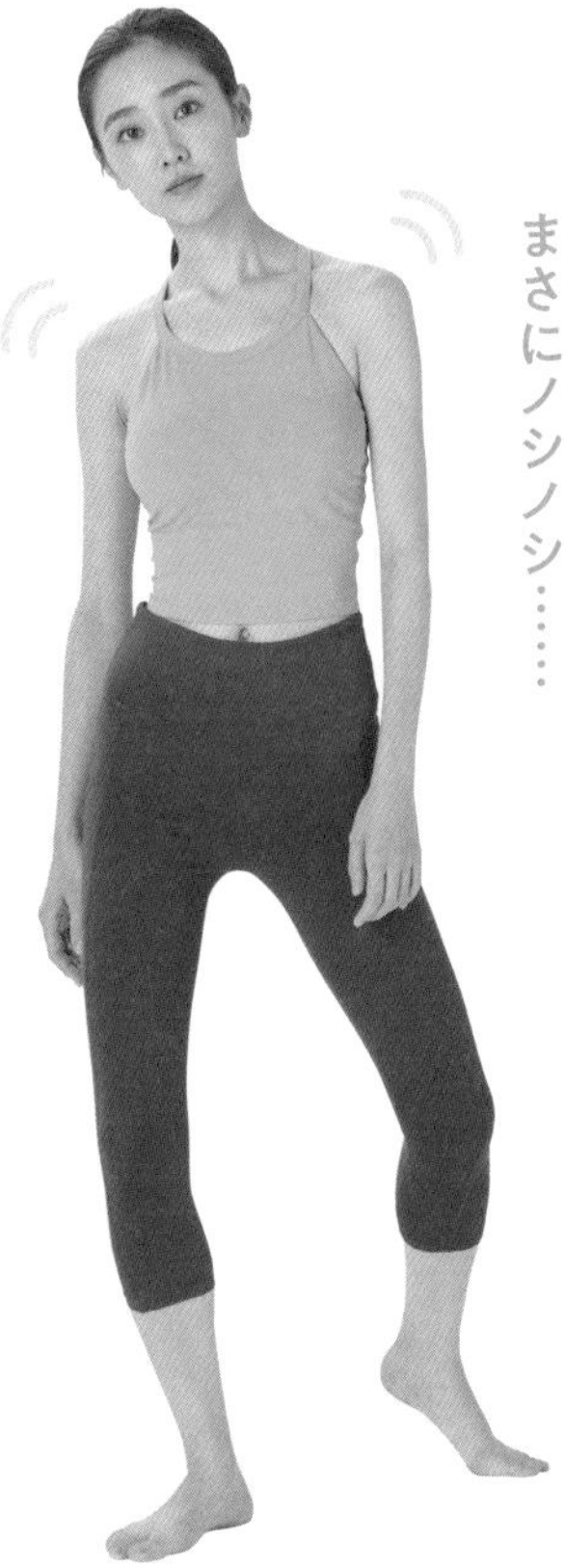

体が左右に揺れて、まさにノシノシ……

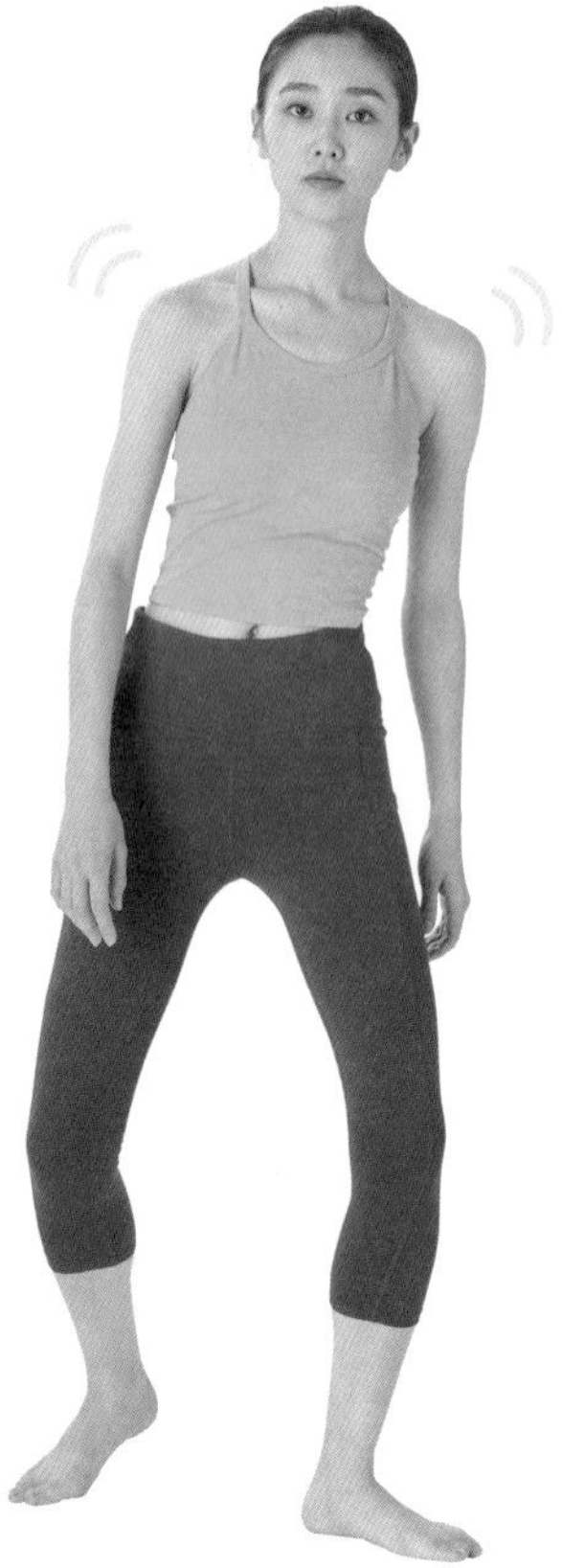

つま先を大きく外に開いた状態でノシノシと歩くガニ股歩きは、男性に多い歩き方。大腿骨《だいたいこつ》（脚の付け根から膝までの骨）が外側にねじれているのが特徴で、股関節が硬くなってズレやすくなる、腰痛などさまざまな痛みの原因になります。放置しておくと、年齢を重ねるにつれてトラブルが多くなってしまいます。

ガニ股歩きは体が大きく左右に揺れるのも特徴。その姿はまるで怪獣のよう。威圧感があるなど見た目の印象も悪いので早めの修正を。

寝たときも、つま先が外側に向くことが多い。

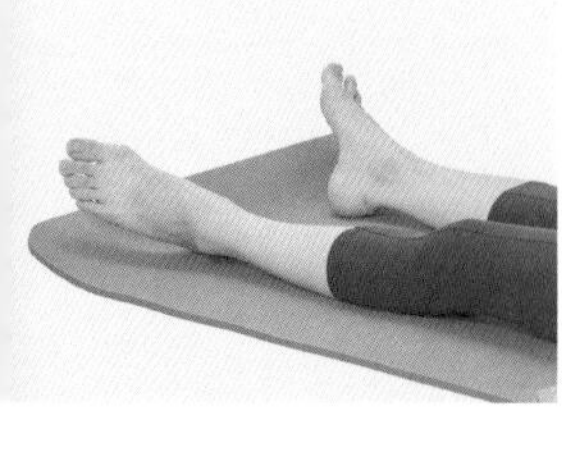

ガニ股歩きの直し方

ガニ股歩きを直すにはまず、外に開いてしまった大腿骨の向きを正面に戻すことが必要です。かかととつま先をつけて歩くタンデム歩行（P100～101参照）で、歪んだ大腿骨を正しましょう。

骨盤と大腿骨の歪みを正すタンデム歩行

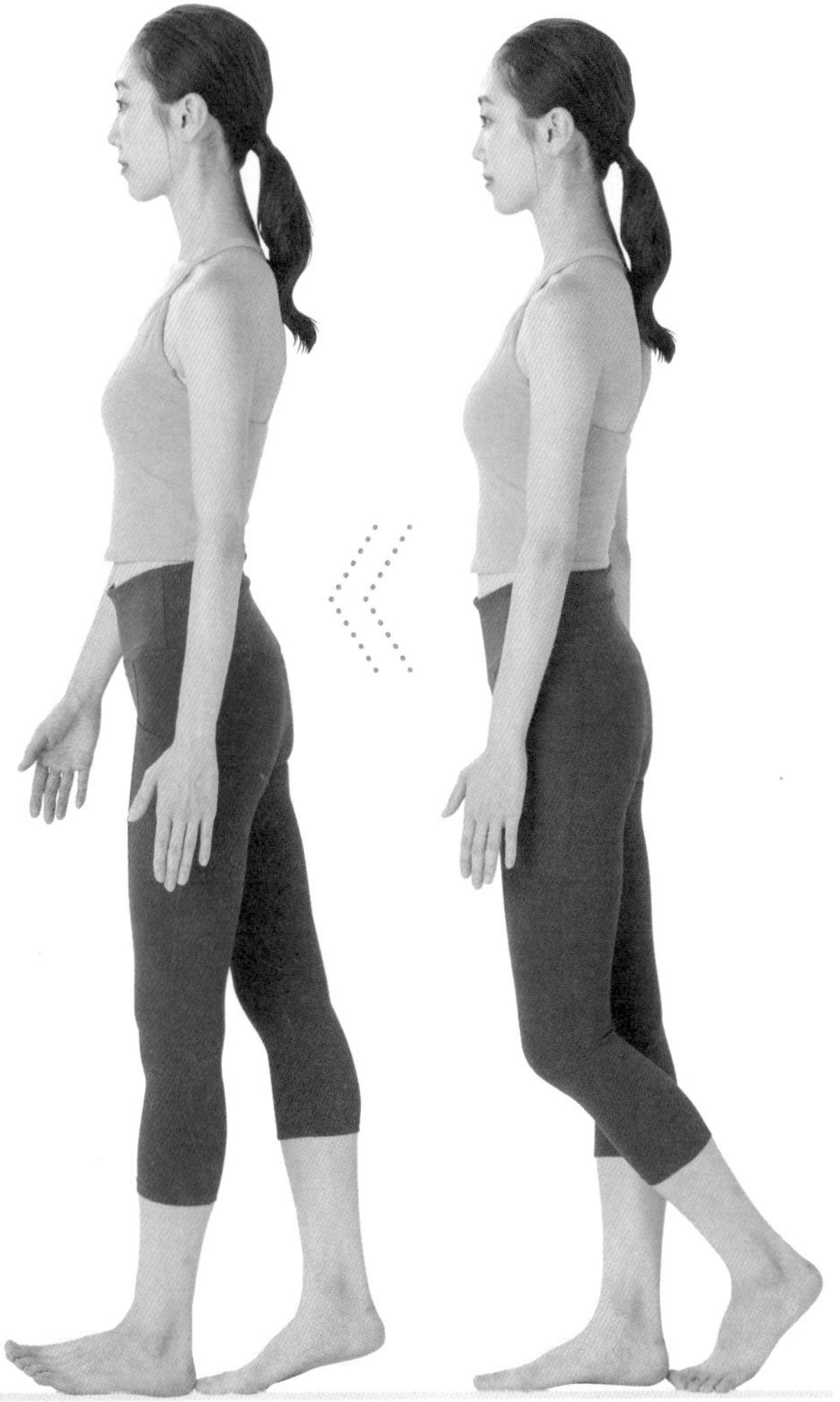

前に出した足のかかとを、後ろの足のつま先につけるようにして歩くタンデム歩行。これにより骨盤が締まり、外に開いてしまった大腿骨の向きを正面に戻すことが可能に。ふらつくときは壁などに手をついてゆっくり歩こう。

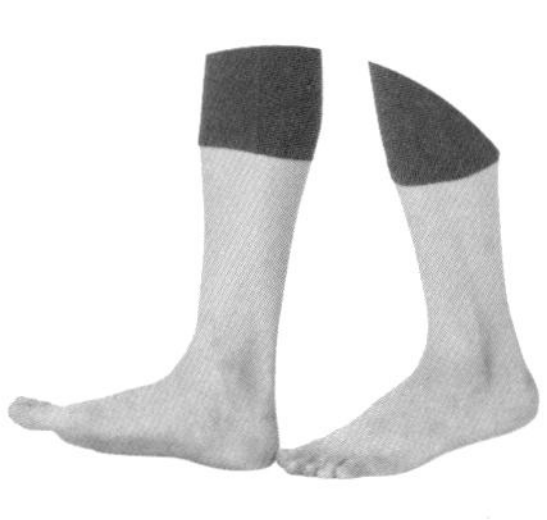

1歩ごとに
つま先にかかとを
つけて歩く

ダメ歩行
2

O脚歩き

立ち姿も悪く、膝への負担が大！

両足を揃《そろ》えてまっすぐ立ったときに両膝がつかないのがO脚の特徴です。ガニ股と混同されがちですが、ガニ股の原因が大腿骨の歪みにあることに対し、O脚は膝の皿が内側を向き、膝から下が内側に歪んでいることにあります。

放っておくとますます進行し、脚の形が悪くなるだけでなく膝痛の原因となります。

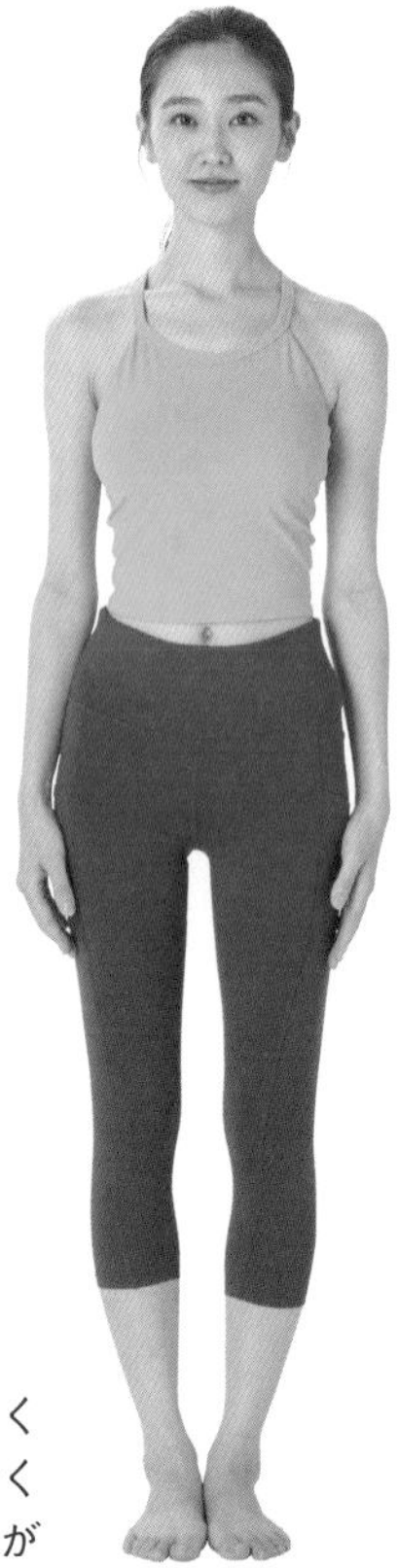

脚の形が悪くなりコンプレックスにも

O脚は床に座る文化が長かった日本人に多いのが特徴。脚を組む、イスに浅く腰掛けて背にもたれるなどの座り方も原因に。ひどくなると脚全体がOの字型に曲がっているように見えることも。

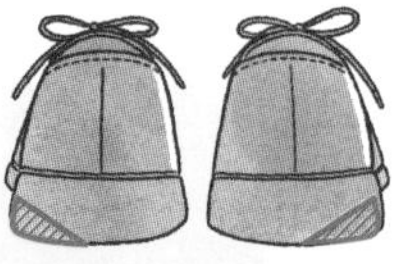

靴のかかとの外側が減っていたら要注意！O脚が進行しているかも？

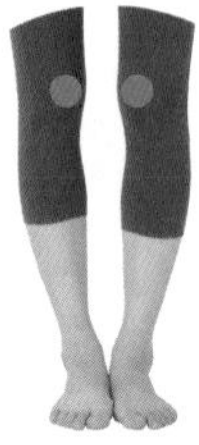

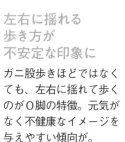

膝の皿が内側に向いている。

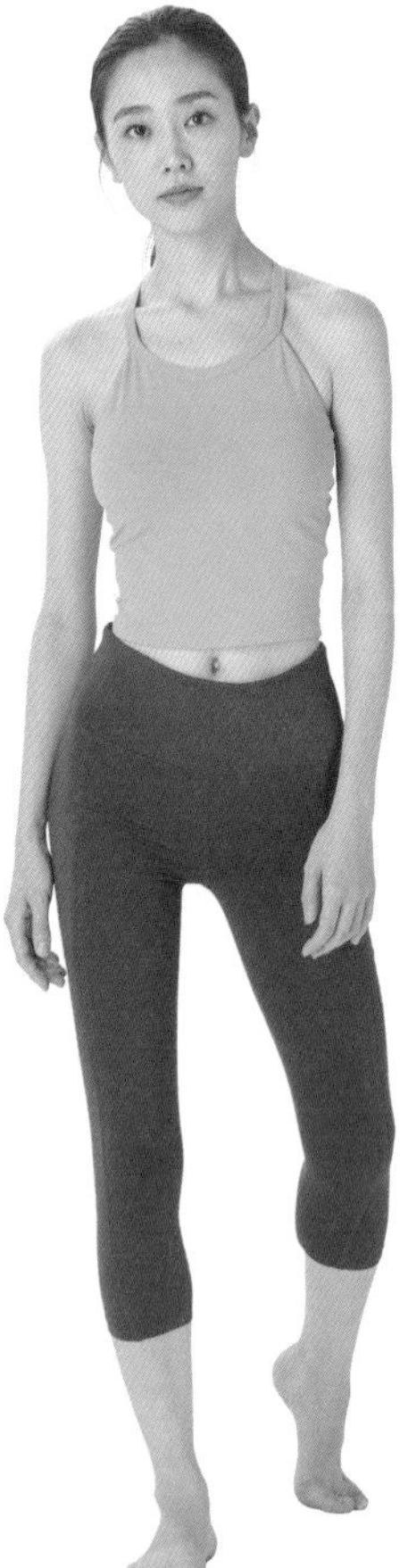

左右に揺れる歩き方が不安定な印象に

ガニ股歩きほどではなくても、左右に揺れて歩くのがO脚の特徴。元気がなく不健康なイメージを与えやすい傾向が。

O脚歩きの直し方

膝から下が内側に向いて歪んでしまったO脚は、正しい歩き方で関節の歪みを正すことを目指しましょう。大股で元気よく、スタスタと歩くことを心がけてください。

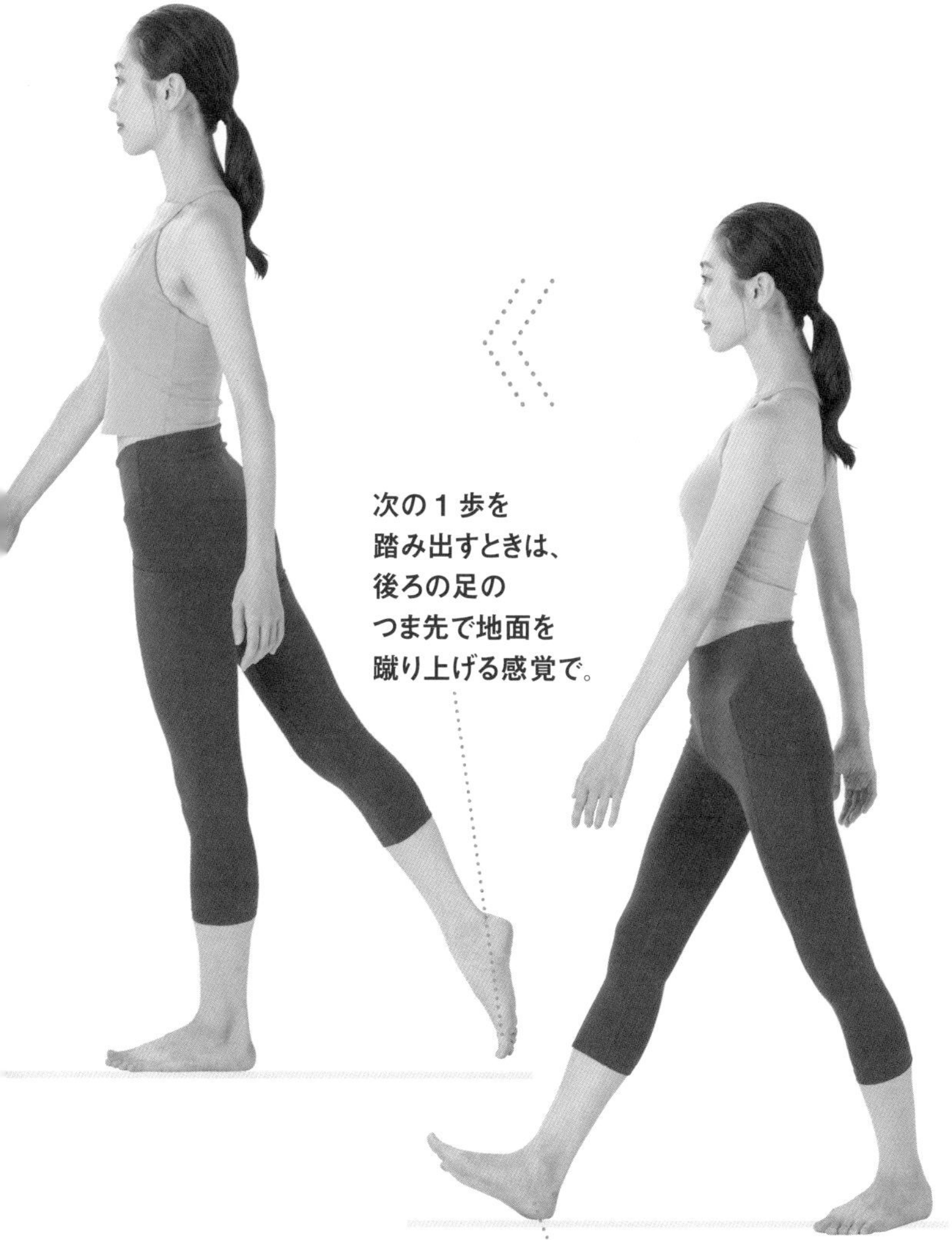

次の1歩を
踏み出すときは、
後ろの足の
つま先で地面を
蹴り上げる感覚で。

前に出した足は
かかとで地面を捉えるつもりで、
かかとからしっかりと着地させる。

かかととつま先を意識して元気よく

O脚を直すには、「かかと着地・つま先蹴り上げ」を意識して歩幅を広くとって歩くのがポイント。歩き方が整い、姿勢がよくなる効果も。

ダメ歩行
3

内股歩き

脚全体が大きく内側に歪む

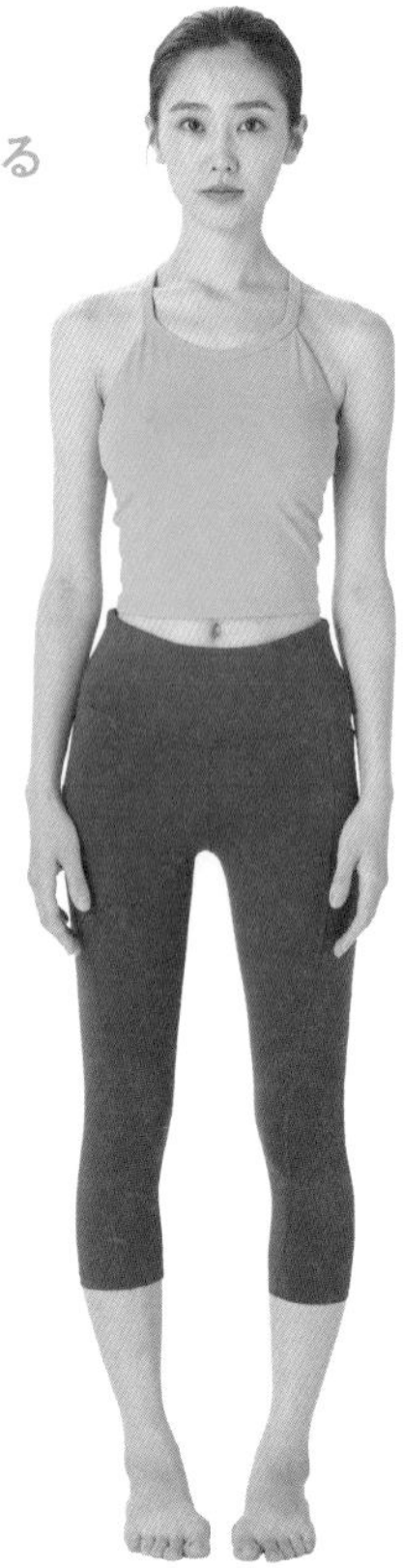

女性に多い内股は、つま先がかかとより内側に向いているのが特徴。股関節が内側にねじれているケースと、膝関節から下が内側にねじれているケースの２種に分類できます。腰痛や股関節痛を起こす原因となります。

つま先が内側に向き脚が曲がって見える

O脚のように両膝がつかず、さらにつま先が内向きに。お腹を突き出したような姿勢になりがちで、幼い子供のようなよちよち歩きになってしまう傾向に。

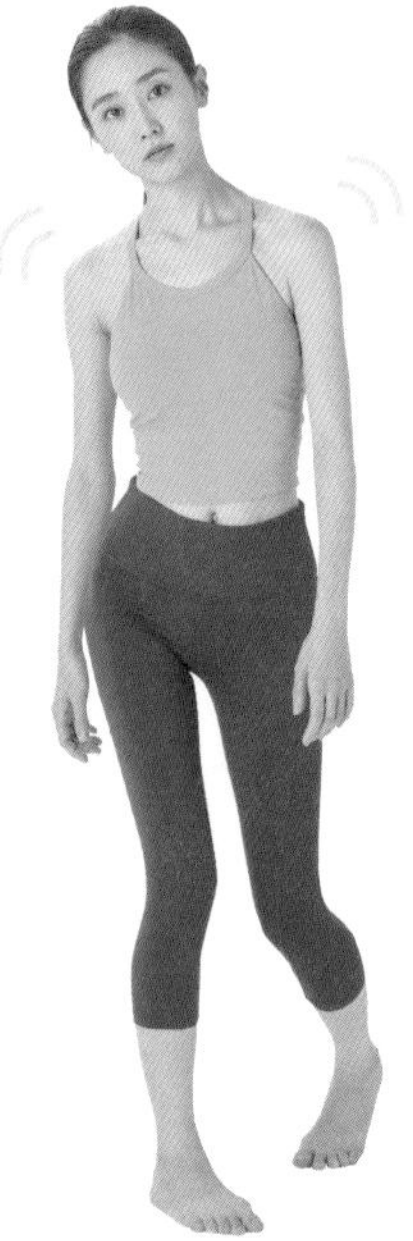

左右にふらつくような不安定な歩き方になりがち。膝や股関節に負担がかかりやすい。

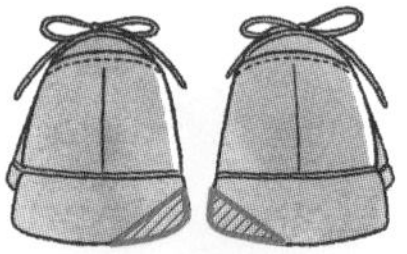

靴のかかとの内側が減っていたら、内股歩きをしている可能性が。

要注意!

この座り方で内股になる

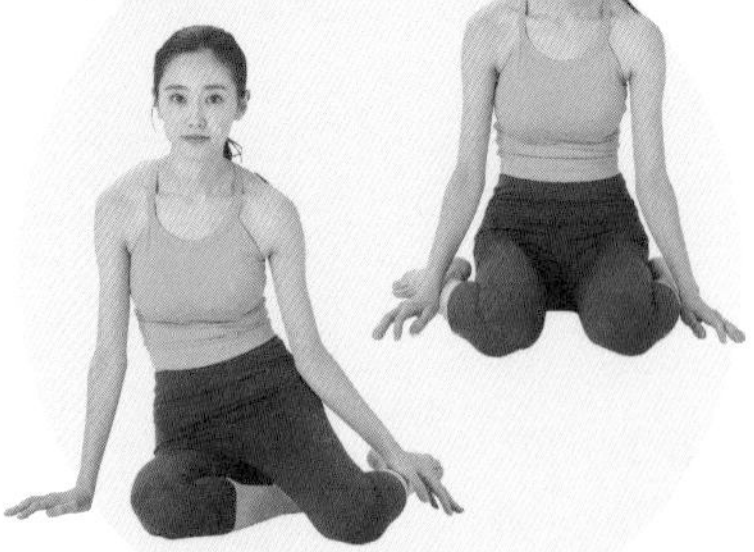

脚を横に流す、両足の間にお尻を落とすといった女性に多い座り方は、膝と股関節に負担を与え、内股の原因になりがち。

内股歩きの直し方

内股は脚の内側の筋肉が衰え、ゆるんでいることにも原因があります。太ももの内側をすり合わせるというモデルのような歩き方で、脚のねじれを修正するとともに、脚の筋肉を引き締めましょう。

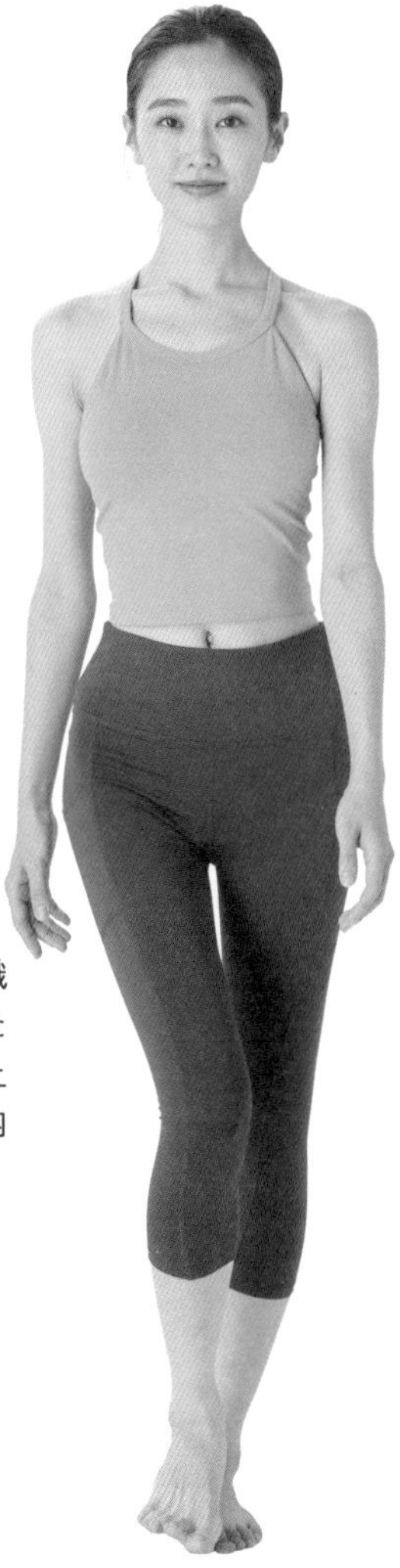

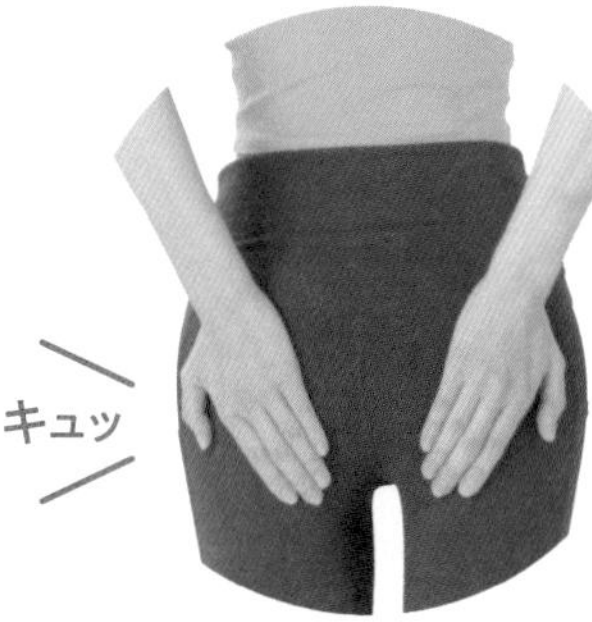

お尻の筋肉に力を入れて歩くのもポイント。両手でお尻に触れ、キュッと締めるようにすると力が入りやすい。

太ももの内側を意識して歩く

両脚の内側をすり合わせるような意識を持って歩くことで、歪んでしまった脚を修正。慣れないうちは、一直線上を歩くような足運びをすると、脚の内側に力が入りやすい。

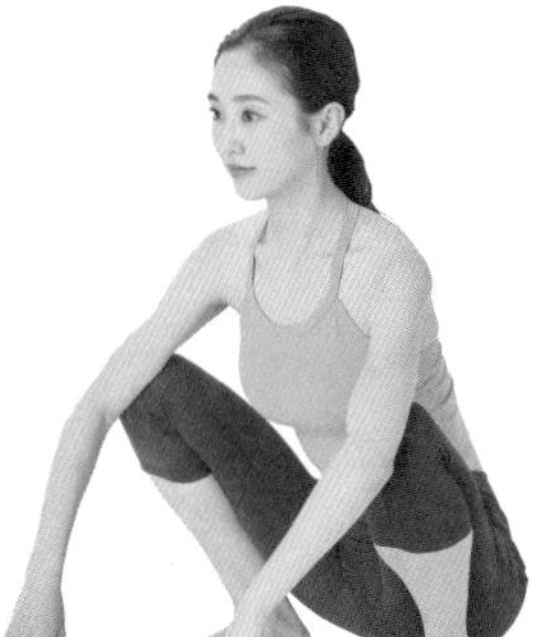

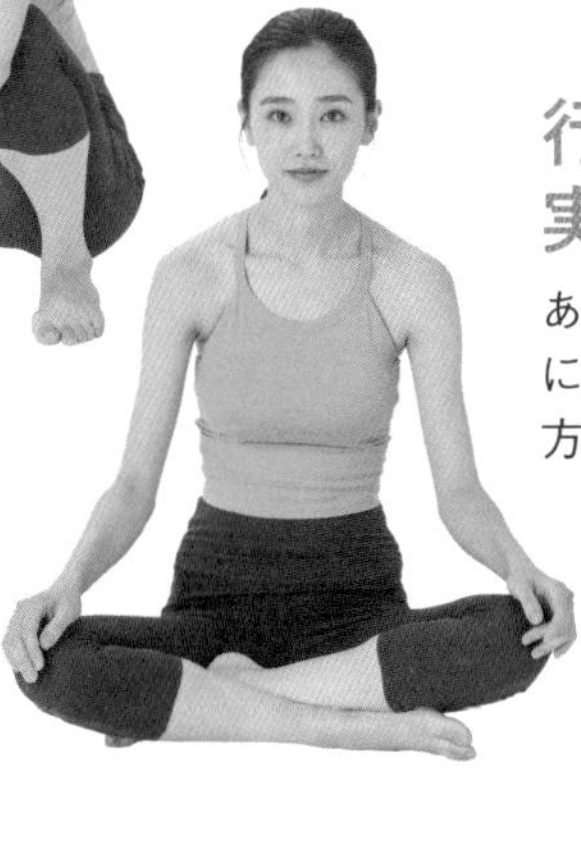

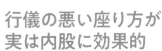

行儀の悪い座り方が実は内股に効果的

あぐらをかく、足の裏全体を床につけてしゃがむといった座り方は、内股を直す効果がある。

ダメ歩行
4

猫背歩き

悪い姿勢の代名詞、実は万病の元？

加齢や筋力低下、生活習慣などで背中が丸まった猫背。だらしない印象を与えるだけでなく、頭痛、腰痛や肩こりを引き起こすこともあります。また、肺を圧迫するため呼吸が浅くなる原因にも。健康のためにもすぐに直しましょう。

丸めた背中で老けて見える

猫背は背中が丸くなるだけでなく、骨盤が後傾するため、腰痛の原因に。あごが突き出た姿勢になり、老けて見えるというデメリットも。

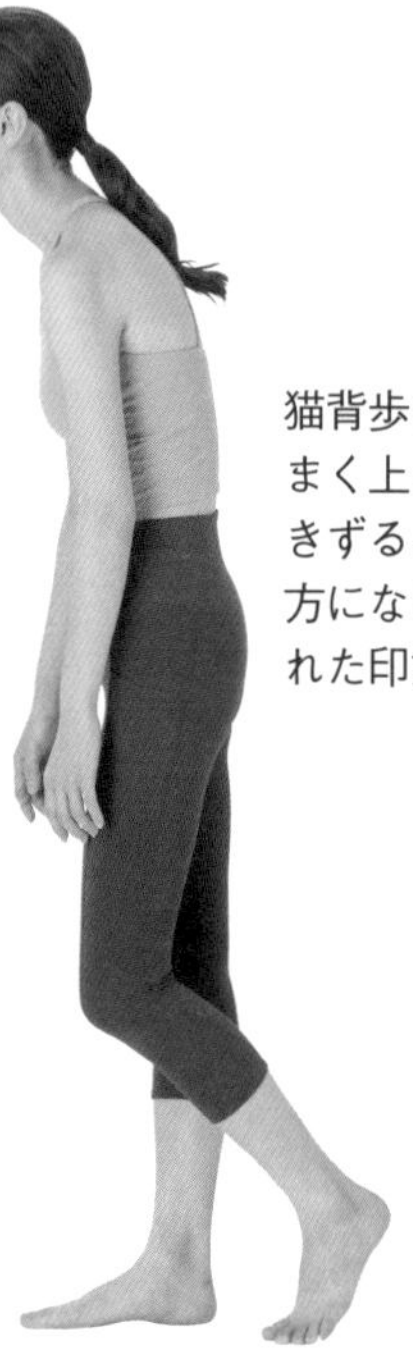

猫背歩きは足がうまく上がらず、引きずるような歩き方になりがち。疲れた印象にも。

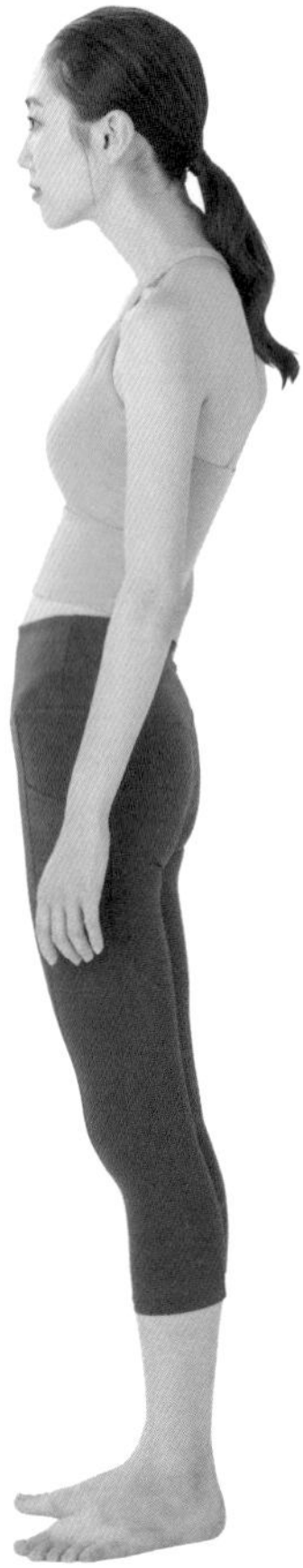

スマホは姿勢の大敵！

このところ猫背の最大原因といわれているのがスマホ。うつむき姿勢で首が下がり、猫背がどんどん進行する。

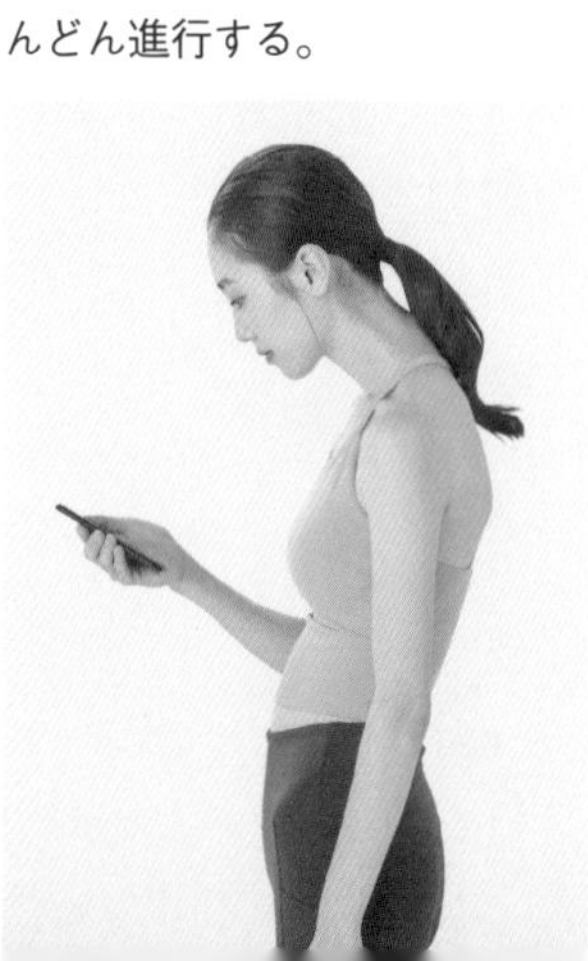

猫背歩きの直し方

猫背は背骨が丸まっているだけでなく、肩が前に巻き込むように出て胸が狭くなっています。
まずは背骨を伸ばし、縮こまっている肩や胸を広げましょう。

レベル1 床に置いたストレッチポールに頭からお尻までを乗せ、両膝を立てて仰向けになる。このとき、胸が開いていることを意識しながらゆっくりと呼吸する。

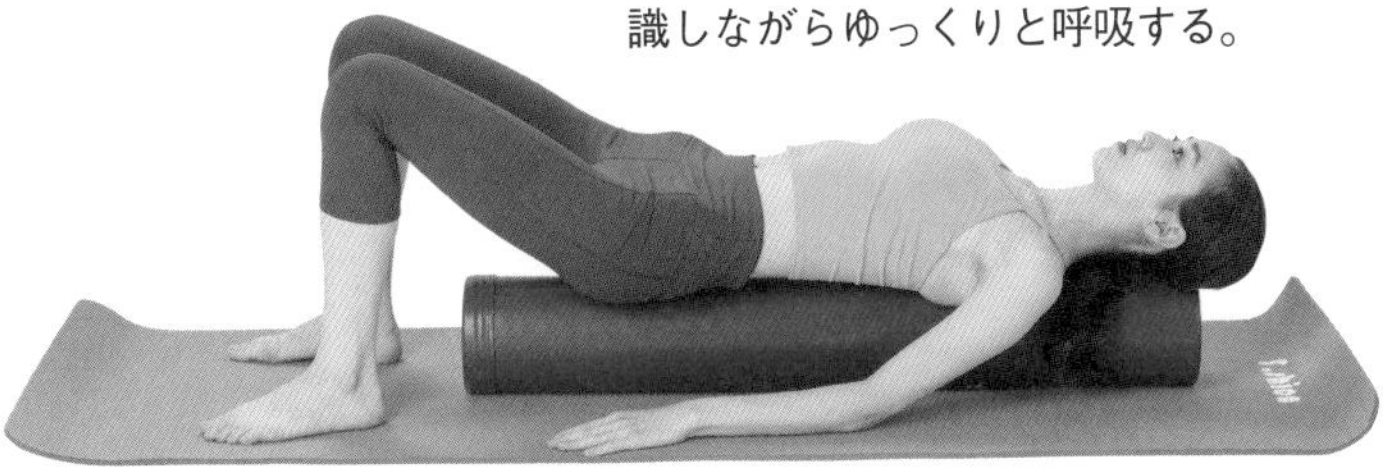

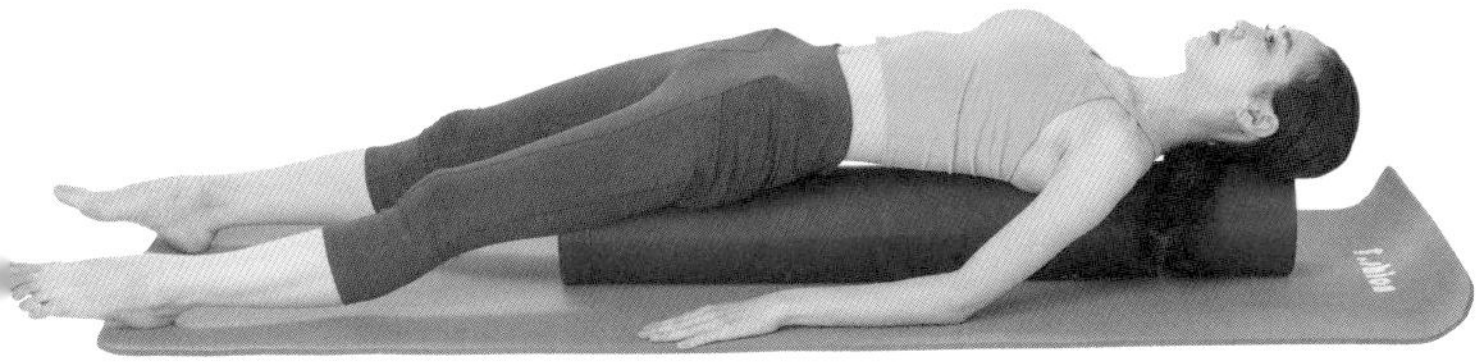

レベル2 レベル1に慣れてきたら両脚を伸ばす。ストレッチポールで背骨が伸びていることを感じて。

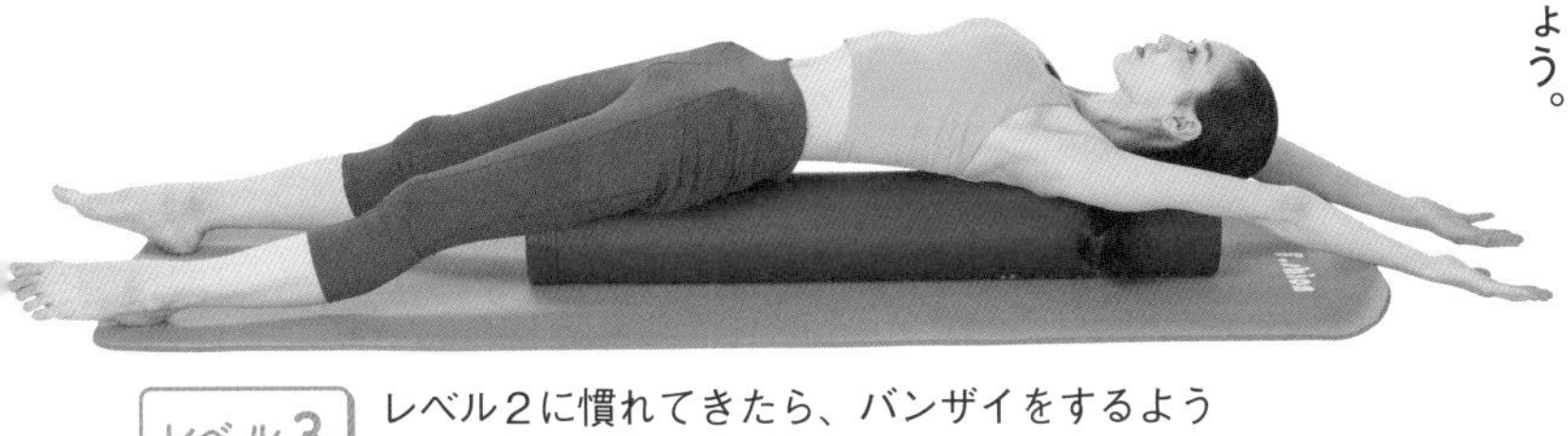

レベル3 レベル2に慣れてきたら、バンザイをするように両手を上げ、全身をよく伸ばす。

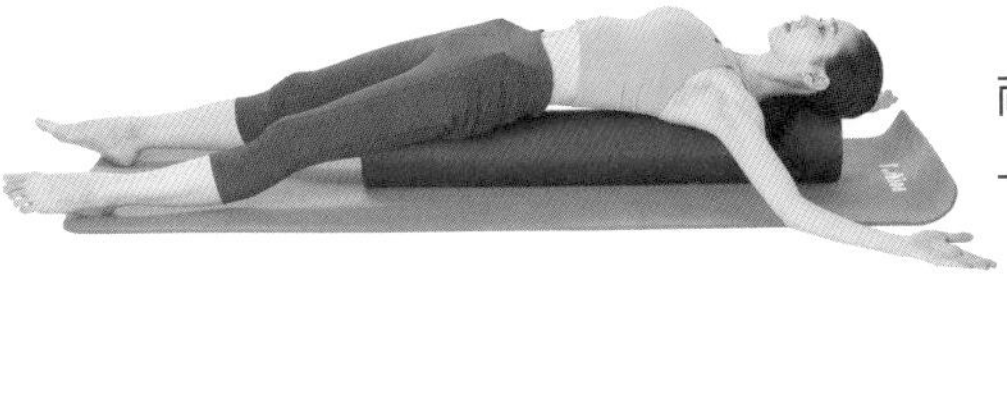

両肘を肩の高さまで上げた体勢でもよい。

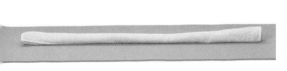

ストレッチポールがないときは、バスタオルを縦に丸めたもので代用できる。硬くなるよう、できるだけしっかりと巻くのがコツ。

ダメ歩行
5

足引きずり歩き

骨折の最大原因、つまずき、転倒のリスク大！

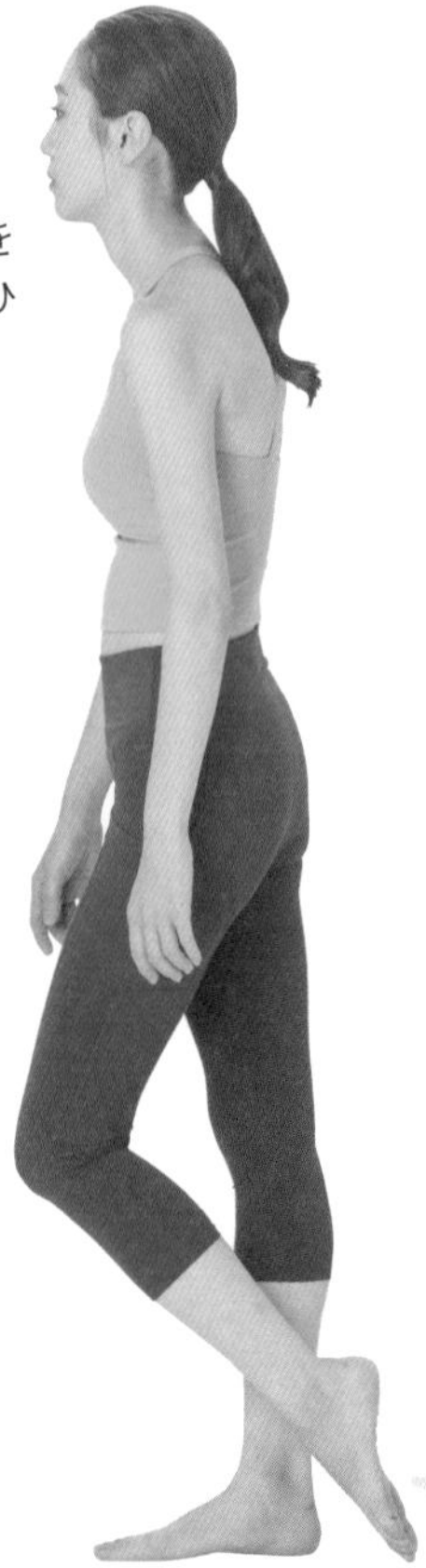

つま先引きずり歩き

後ろにした足の蹴り出しが弱く、つま先を引きずるようにして足を運ぶ歩き方。わずかな段差にもひっかかりやすく、危険。

悪化すると……

↓

脚全体の引きずり歩き

蹴り出しがさらに弱まり、脚全体が上がらず引きずって歩くようになる。階段はもちろん、少しの段差を上がるのにも苦労するように。

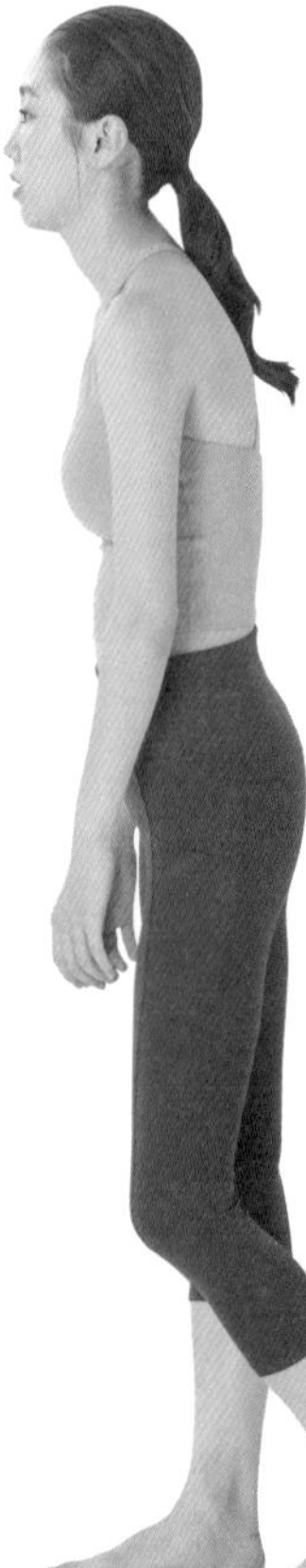

足腰の弱った高齢者は足がうまく上がらず、足引きずり歩きになりがちです。つま先を引きずる歩き方から、脚全体を引きずる歩き方に進行し、つまずいて転びやすくなります。そうなると転倒して骨折し、そのまま寝たきりになる危険性が大。それが認知症の引き金になることも多いため、早めに歩き方を修正しましょう。

足引きずり歩きの直し方

足引きずり歩きを直すには、足をしっかり上げて歩けるように、足の筋力をつけることが重要です。転倒リスクを避けるため、イスに座って行なう足の筋トレを紹介しましょう。

足首の筋肉をつけ、つま先が上がるように

イスに腰掛けてつま先をゆっくりと上げ下げする。両足同時に行なったら、左右交互にパタパタと動かしてもよい。

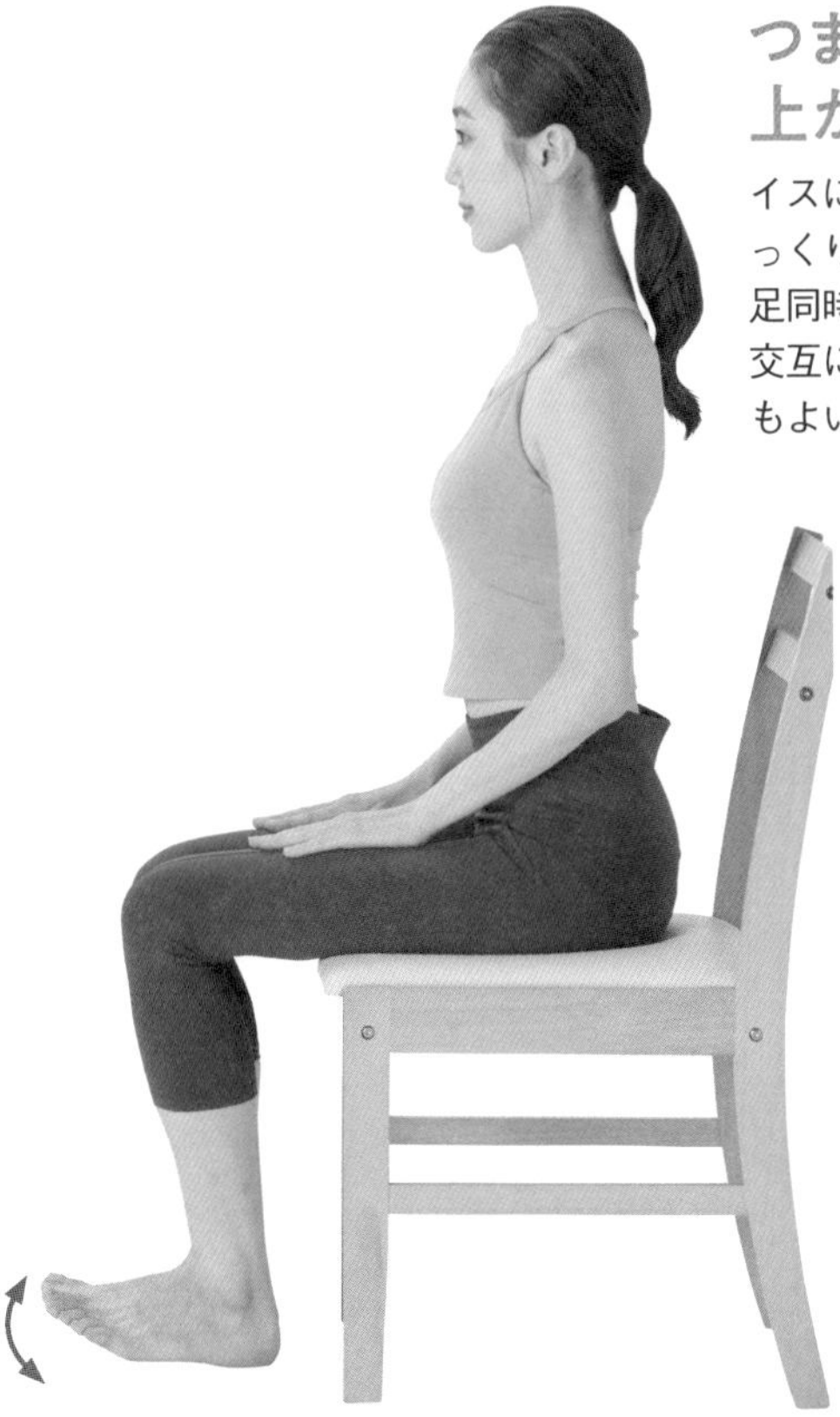

足首からふくらはぎの筋力を鍛える

イスに座ったまま両足のかかとをゆっくりと上下させる。両足同時に行なったら、次は左右交互に上げ下げする。

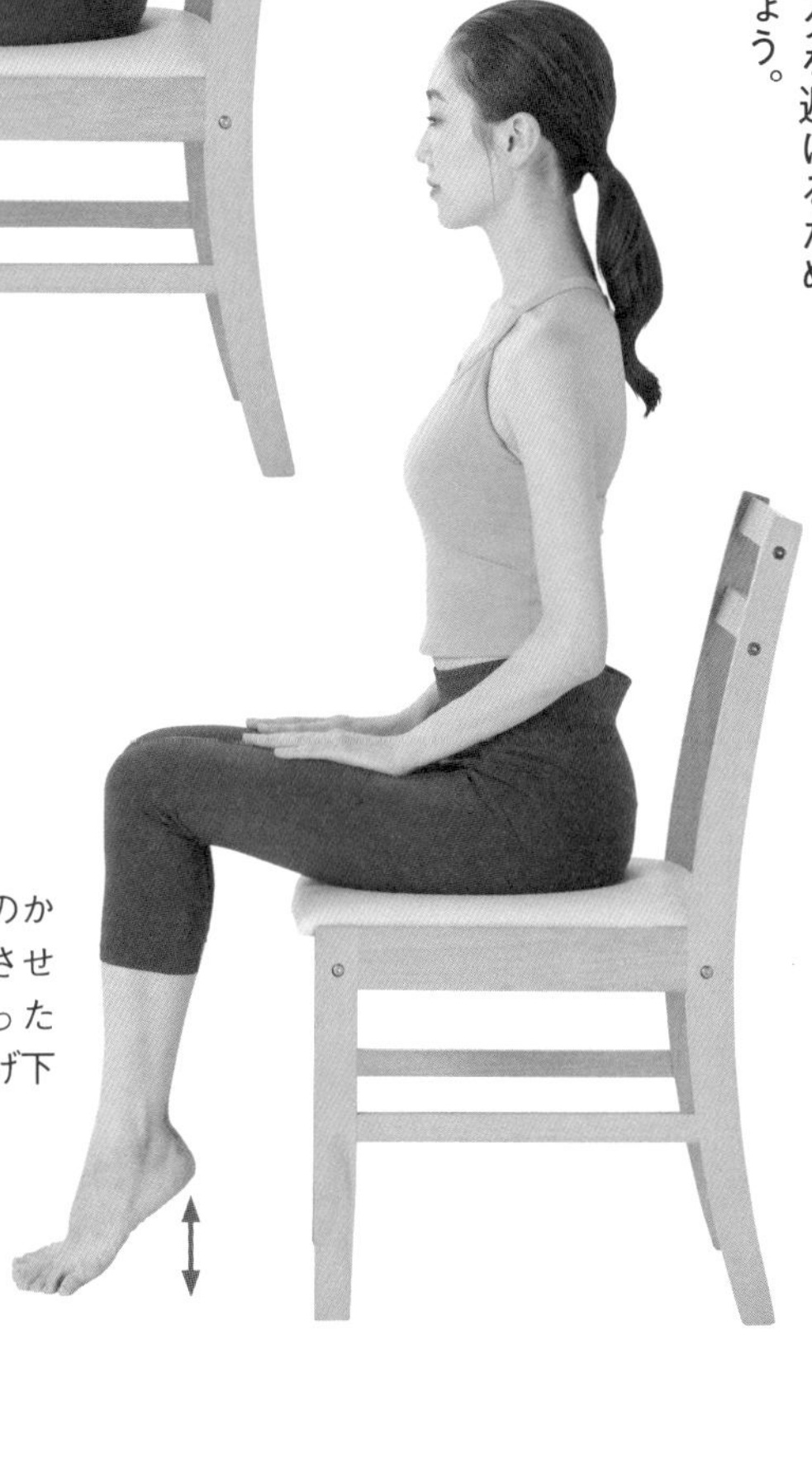

ダメ歩行
6

つま先歩き

ハイヒールで颯爽《さっそう》と歩けないならこの可能性あり

ハイヒールを履く人に多いのが、かかと着地ができない歩き方。膝を曲げてつま先から着地するため、姿勢が悪くなるなど見た目も悪くなります。

反り腰で膝痛や腰痛の原因になるので、修正しましょう。

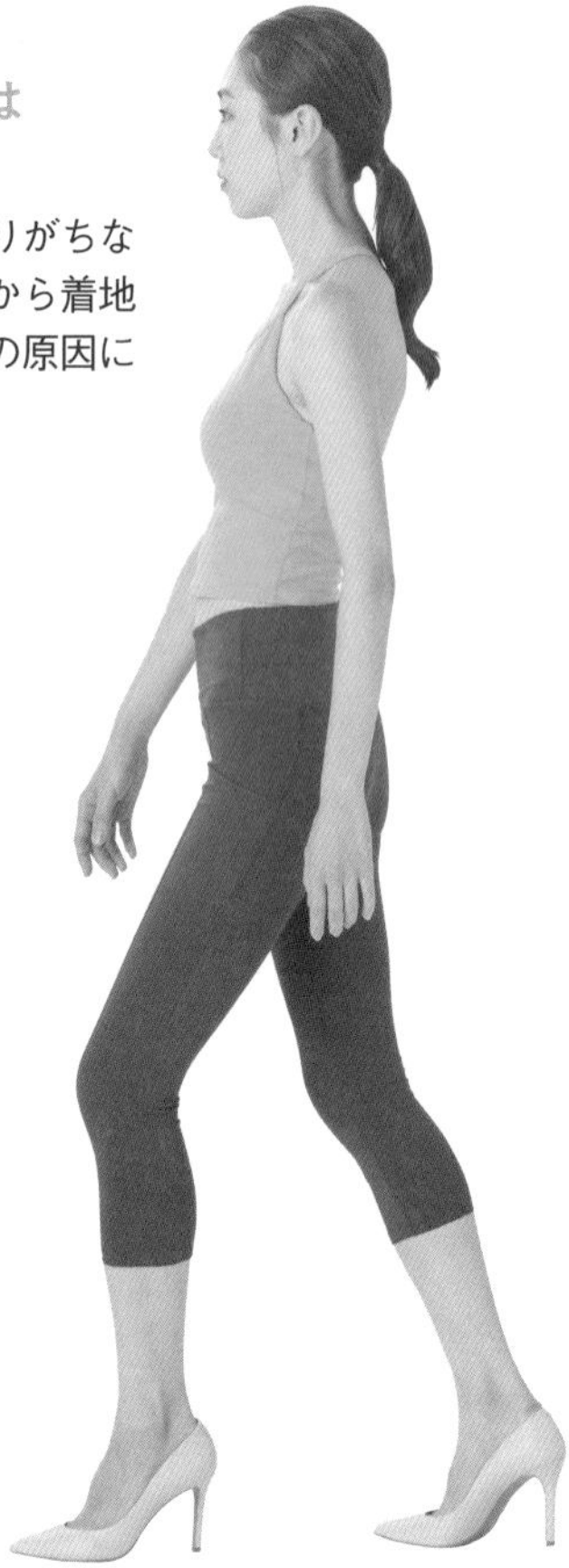

膝が曲がった歩き方は見た目も最悪

ハイヒールを履く人が陥りがちなのが、膝を曲げてつま先から着地する歩き方。腰痛や膝痛の原因になりがち。

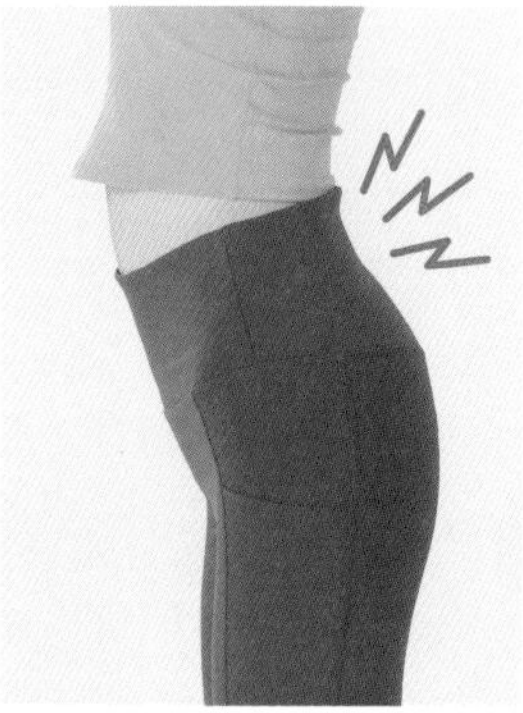

つま先歩きを繰り返していると反り腰が定着し、腰を痛めやすい。

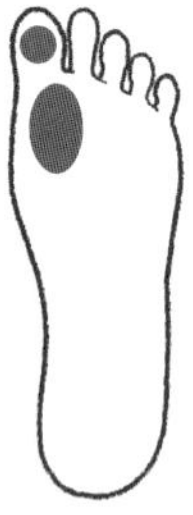

足の親指や、親指と第2指の間にタコができているという場合、気づかないうちにつま先歩きをしている可能性が。

つま先歩きの直し方

つま先歩きを直すには、かかと着地を身につけることが不可欠ですが、ハイヒールだと難しいのも事実。まずはローヒールやスニーカーで練習して、正しい歩き方を体に覚えさせましょう。

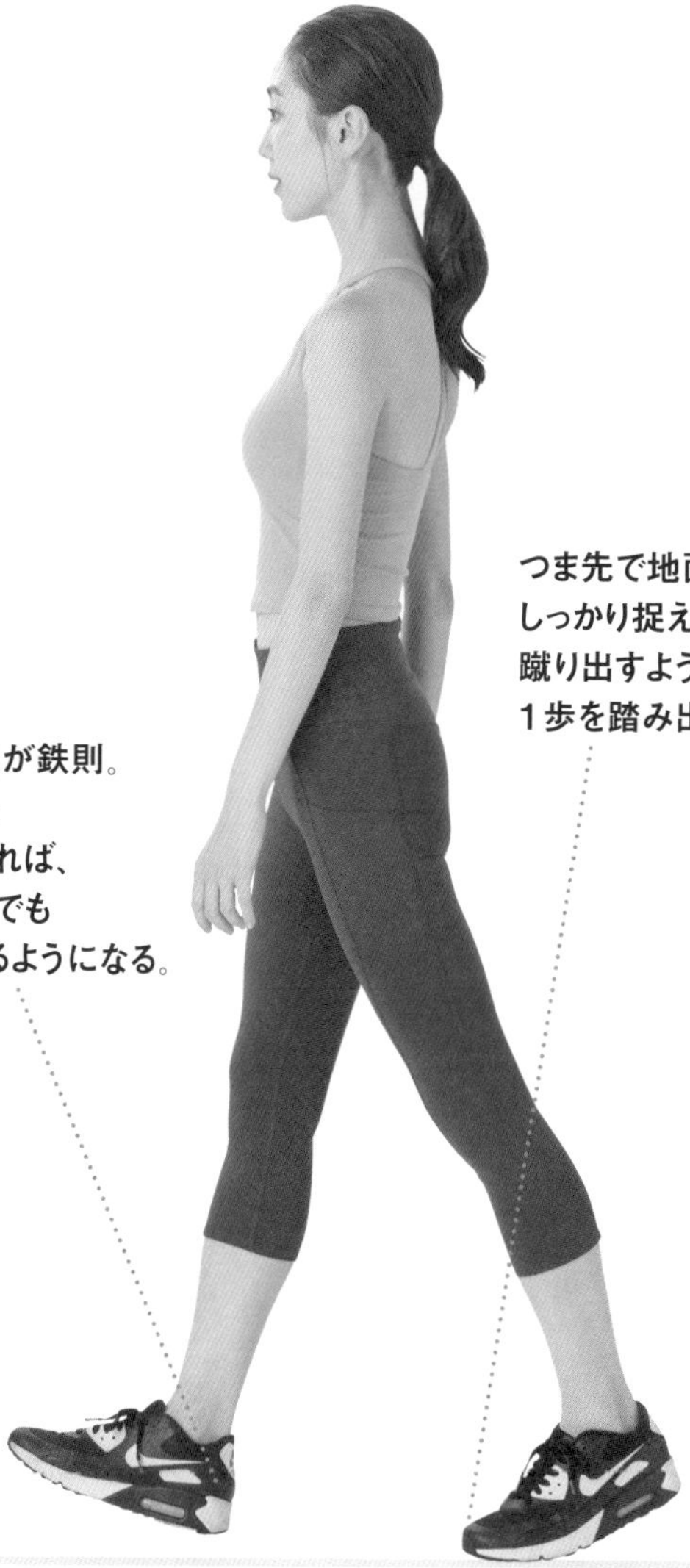
つま先で地面を
しっかり捉え、
蹴り出すようにして
1歩を踏み出す。
歩くときは
かかと着地が鉄則。
この感覚を
マスターすれば、
ハイヒールでも
うまく歩けるようになる。

スニーカーなどで かかと着地の練習をする

どうしてもつま先歩きになりやすいハイヒールを履き続けていると、ますます歩き方も姿勢も歪む一方。スニーカーでかかと着地の正しい歩き方をマスター。

ダメ歩行
7

ふらふら歩き

振り子のように体が左右に揺れる

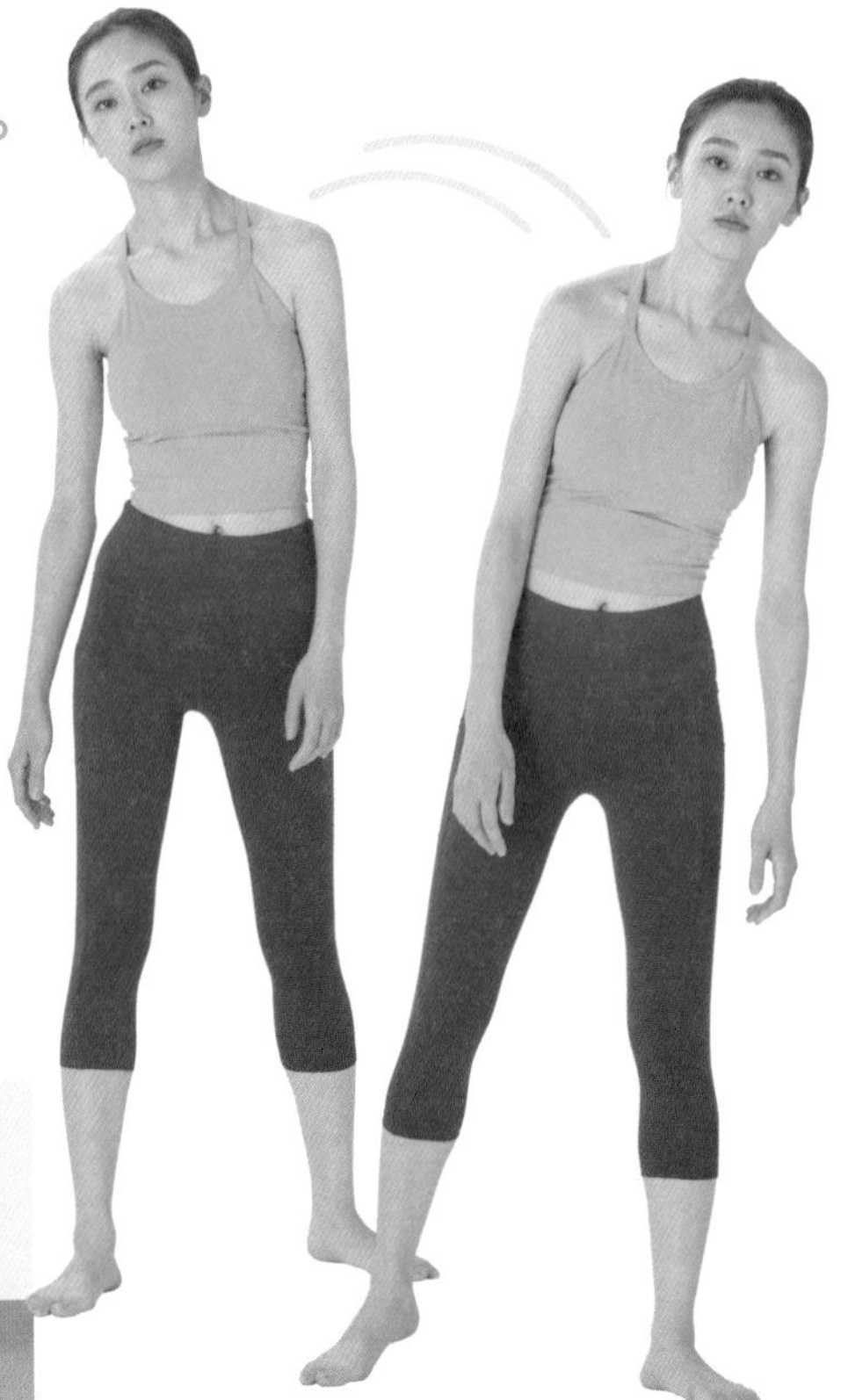

左右にふらふら大きく揺れる

両足を大きく開いた状態で足をあまり上げずに歩くのが、ふらふら歩きの特徴。体が大きく左右に揺れ、安定感がない。

足を大きく開いたまま、体を左右に揺らしながら歩くふらふら歩き。痛みがある、曲げにくいなど膝にトラブルを抱えた人がこの歩き方になりがちです。放っておくと膝の状態がますますひどくなる、腰痛や股関節痛を起こすこともあるなど、大きな問題に発展することも。高齢者に多いので、周囲の人は気をつけてあげましょう。

脚の長さが左右で異なる

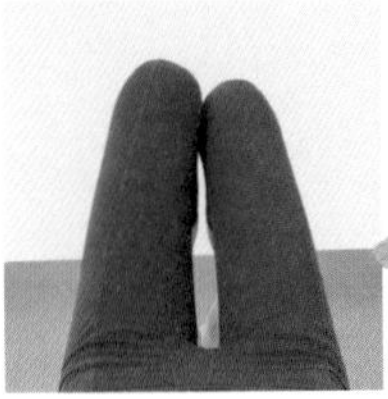

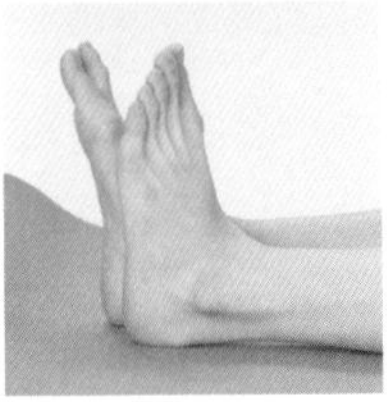

ふらふら歩きの人は骨盤や股関節に歪みが。そのため、脚をまっすぐ伸ばして仰向けになったときの脚の長さや、仰向けになって膝を立てたときの両膝の高さに違いが出る。

ふらふら歩きの直し方

腰痛や股関節痛だけでなく、足が上がりにくくなるなどの問題を抱えるふらふら歩きは、正しい歩き方の練習が欠かせません。かかと着地・つま先の蹴り上げだけでなく、足の裏の重心移動を意識しましょう。

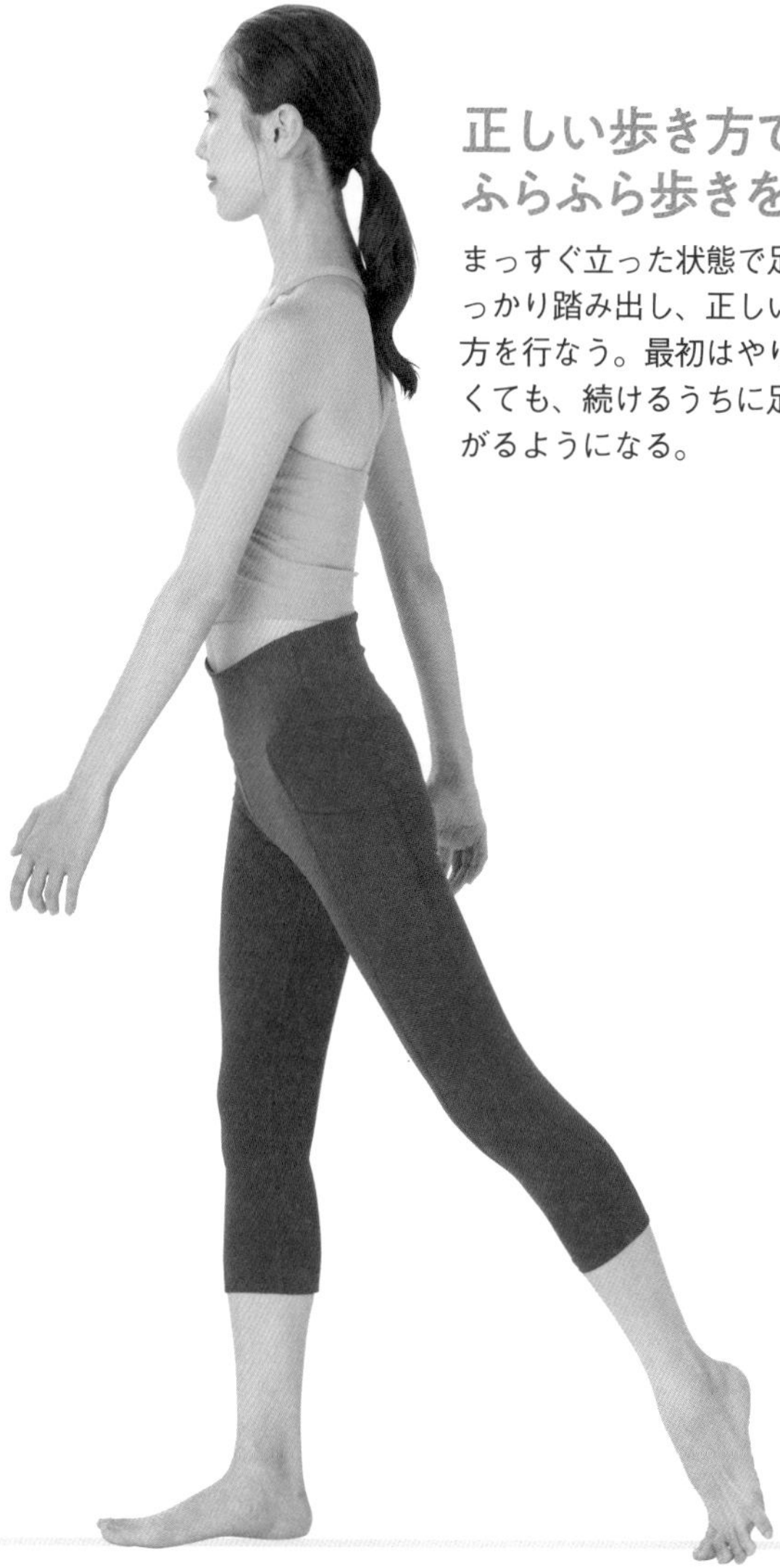

正しい歩き方でふらふら歩きを修正

まっすぐ立った状態で足をしっかり踏み出し、正しい歩き方を行なう。最初はやりにくくても、続けるうちに足が上がるようになる。

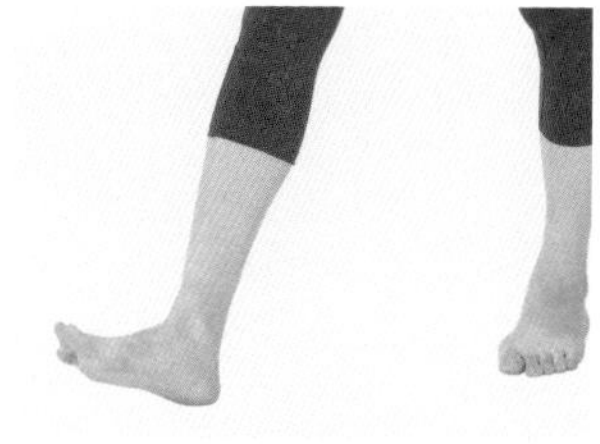

正しい歩き方は、足の裏の重心移動がポイント。p94からの「正しい歩き方」を見て、重心移動に神経を集中して歩いてみよう。

第5章

身につければ一生モノ！これが「タンデム歩行」

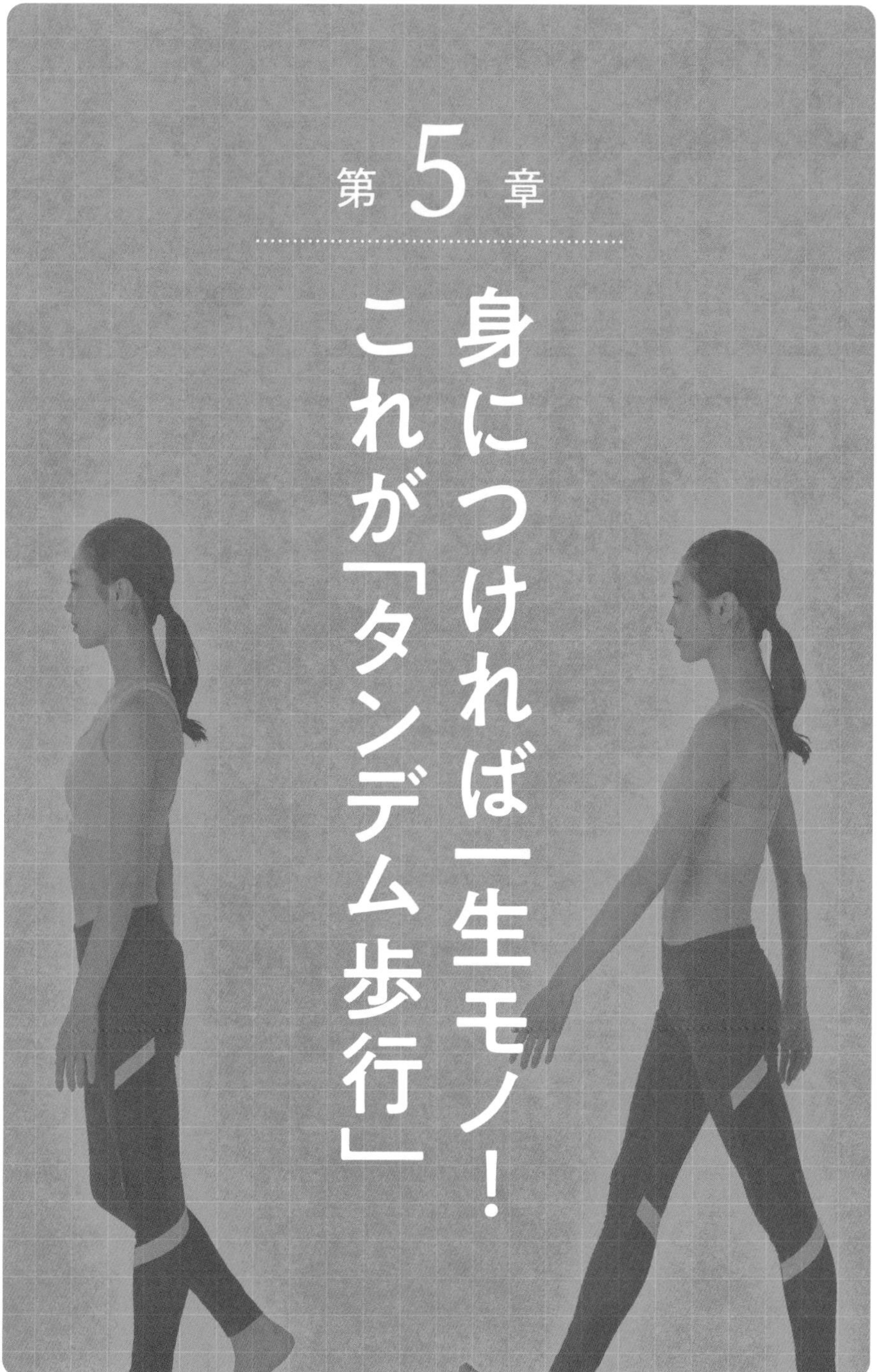

1日5分程度で体が変わる・人生が変わる！

歩行の癖や体の歪みは日常生活の中でいつの間にかついてしまうもの。ここで体を歪めてしまう日常生活の例をいくつか挙げてみましょう。

・常に首を横に向けてテレビを観ている
・ソファが柔らかすぎるため、座っているときは背中が丸まってしまう
・いつも同じ側にバッグを持っている
・スマホを眺める時間が長い

いかがでしょう。どれもささいなことだとわかりますよね。こうした原因をひとつずつ消していくのは簡単なことではありません。しかし**歩行を変えることで、日常生活の中で生じた体の歪みをリセットすることができる**のです。

そのために自分の歩行の癖を直しつつ、正しい姿勢と歩き方を身につけましょう。そうすれば体の歪みを修正してハツラツとした印象を与えることができ、見た目も若々しくなります。それだけでなく血流がよくなり、骨や関節への負担が減ることにより、肩こりや

腰痛、頭痛といったトラブルからも解放されるなど、いいことがたくさんあります。

この章では、正しい姿勢や歩き方を説明するとともに、日常生活で生じる体の歪みをリセットし、正しく歩くための簡単なトレーニング方法を解説しています。

トレーニングを1日約5分行なうだけで、体についた癖や歪みがリセットされ、若々しく病気知らずの体を手に入れることができます。いずれも簡単な動きですので、ぜひ毎日実践して、「いつも元気ね！」「若いね～」と言われる自分を手に入れてください。

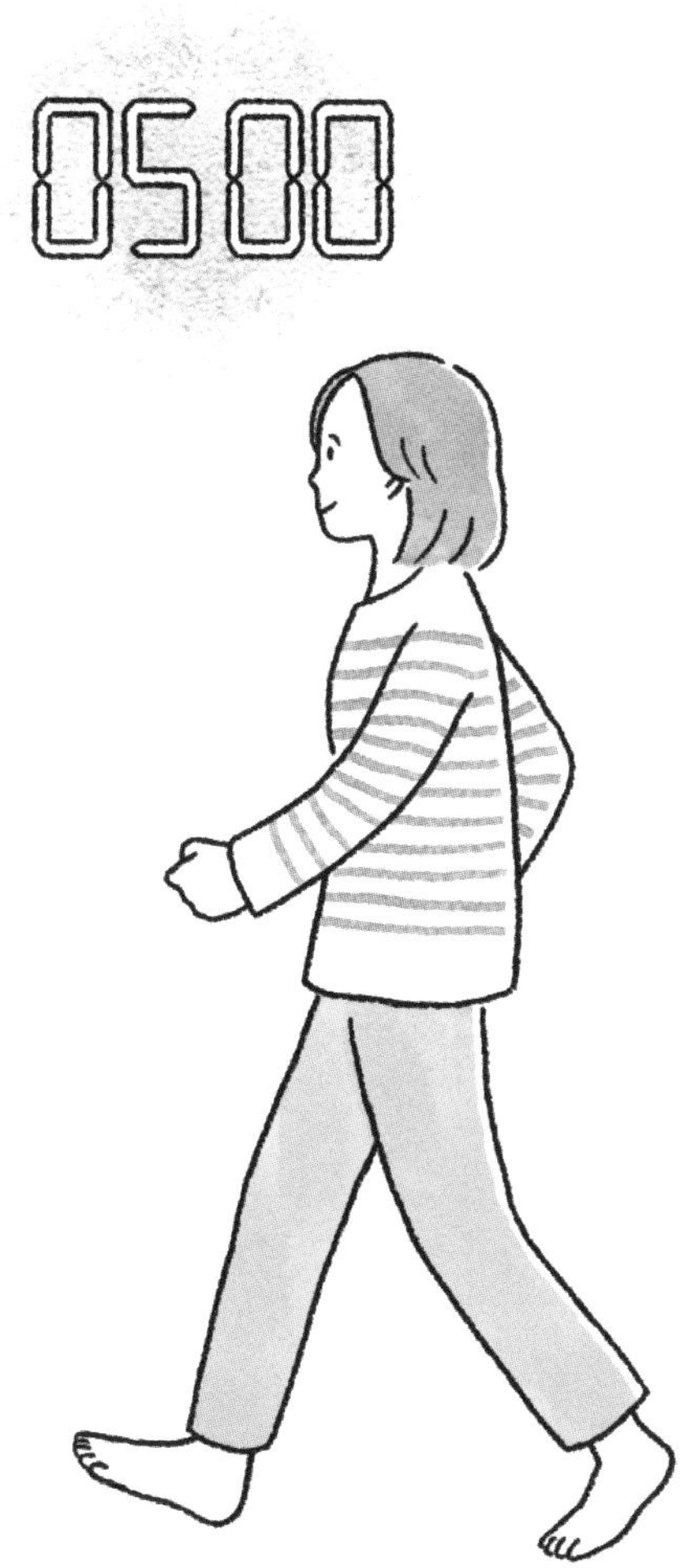

この章で紹介するトレーニングは、5分程度でいいので毎日継続するのが大事。時間も場所も問わず、旅先などでもできるものばかりです。その日の気分や体調で、どれをどの程度実践するのかは決めてしまってOK！　これくらいの気軽さが、継続の秘訣でもあります。

一生困らない体を手に入れる！

正しい立ち方

正しい歩き方を身につけるには、まず正しく立つことが必須です。体についた悪い癖を修正し、正しく立ちましょう。

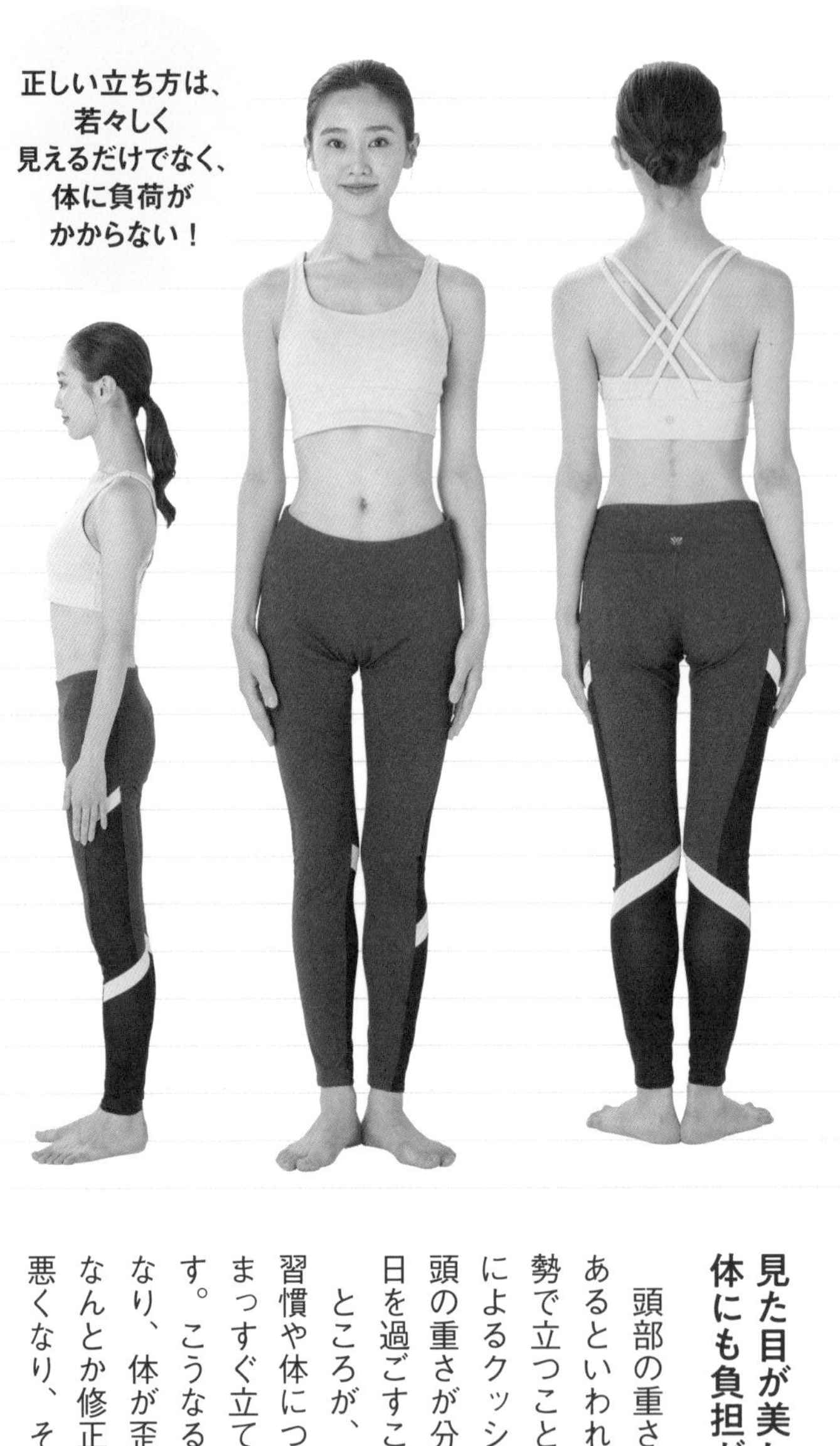
正しい立ち方は、
若々しく
見えるだけでなく、
体に負荷が
かからない！

見た目が美しい立ち方は体にも負担がかからない

頭部の重さは大人で約4～6kgあるといわれています。正しい姿勢で立つことで背骨のS字カーブによるクッション（P43参照）で頭の重さが分散され、負担なく毎日を過ごすことができます。

ところが、ほとんどの人は生活習慣や体についた悪い癖により、まっすぐ立てていないのが実情です。こうなると頭の重さが負担となり、体が歪んでしまい、それをなんとか修正しようと歩き方まで悪くなり、それが原因で痛みや不

正しい立ち方

力を入れず、壁の前に立ってみましょう。そして図のポイントをすべてクリアしてみてください。それが「正しい立ち方」です。

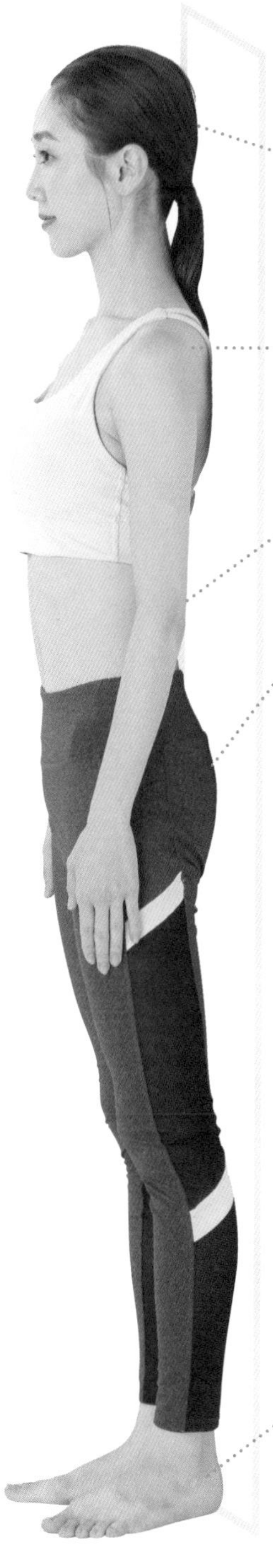

1 後頭部が壁につく
2 肩甲骨が両方とも壁につく
3 腰が壁につかない
4 お尻の頂点（仙骨）が壁につく
5 かかとが壁につく

正しい立ち方のまま歩き出せば「正しい歩き方」に！

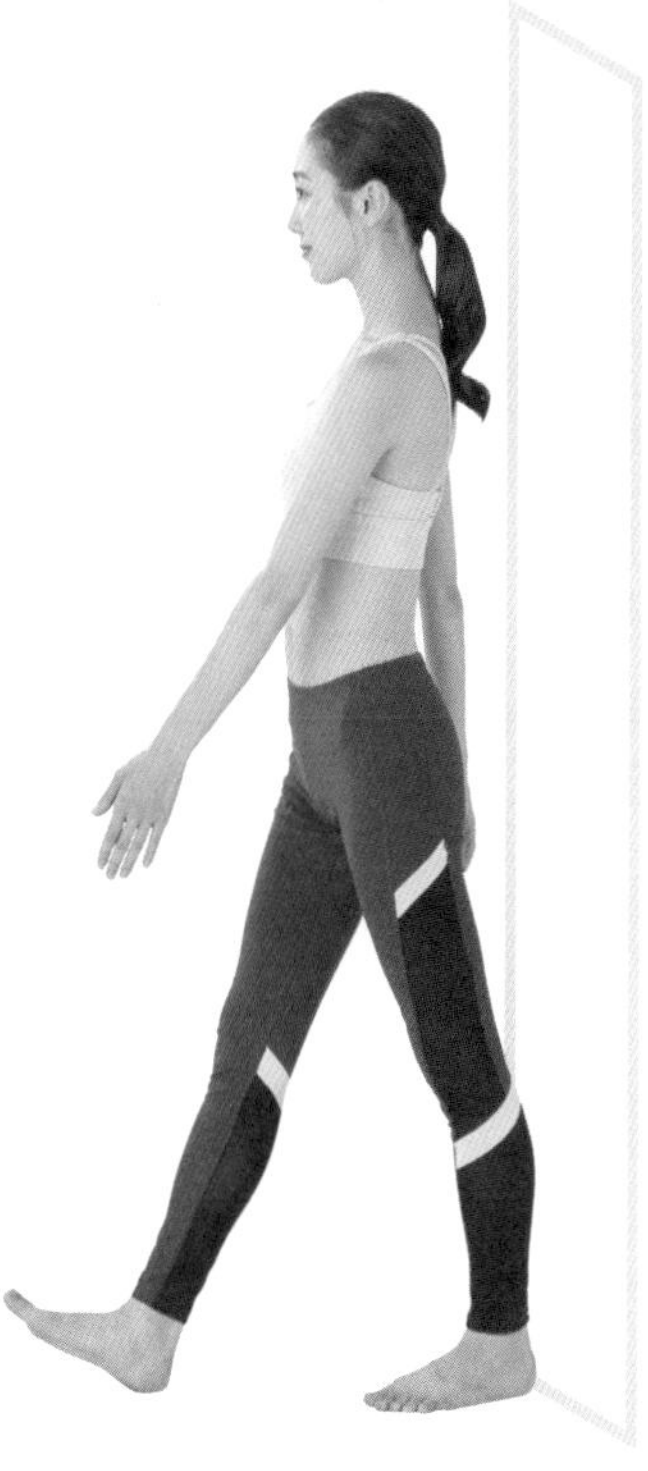

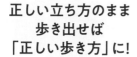

調などのトラブルが現れ……とよいことがひとつもありません。健康を手に入れるには正しい立ち方を手に入れることが、最初の一歩なのです。

マスターすればトラブル知らず！

正しい歩き方

正しい歩き方にするだけで、気持ちも体も上向きに。最も手軽な健康法を紹介します。

歩き方を変えると すべてが好転します

20歳以上の日本人が1日歩く歩数の平均は男性で6793歩、女性で5832歩（厚生労働省「令和元年 国民健康・栄養調査結果の概要」の令和元年時）。意識していないかもしれませんが、「歩く」という動作は日常動作の基本であり、最もよく行なっている運動です。立ち方と同じく歩き方も間違えると、骨格の歪みや悪い癖などを生じやすく、無意識のうちに体に負担をかけてしまうことが少なくありません。正しく歩けば呼吸やメンタルも整います。ぜひ正しい歩き方を習得してください。

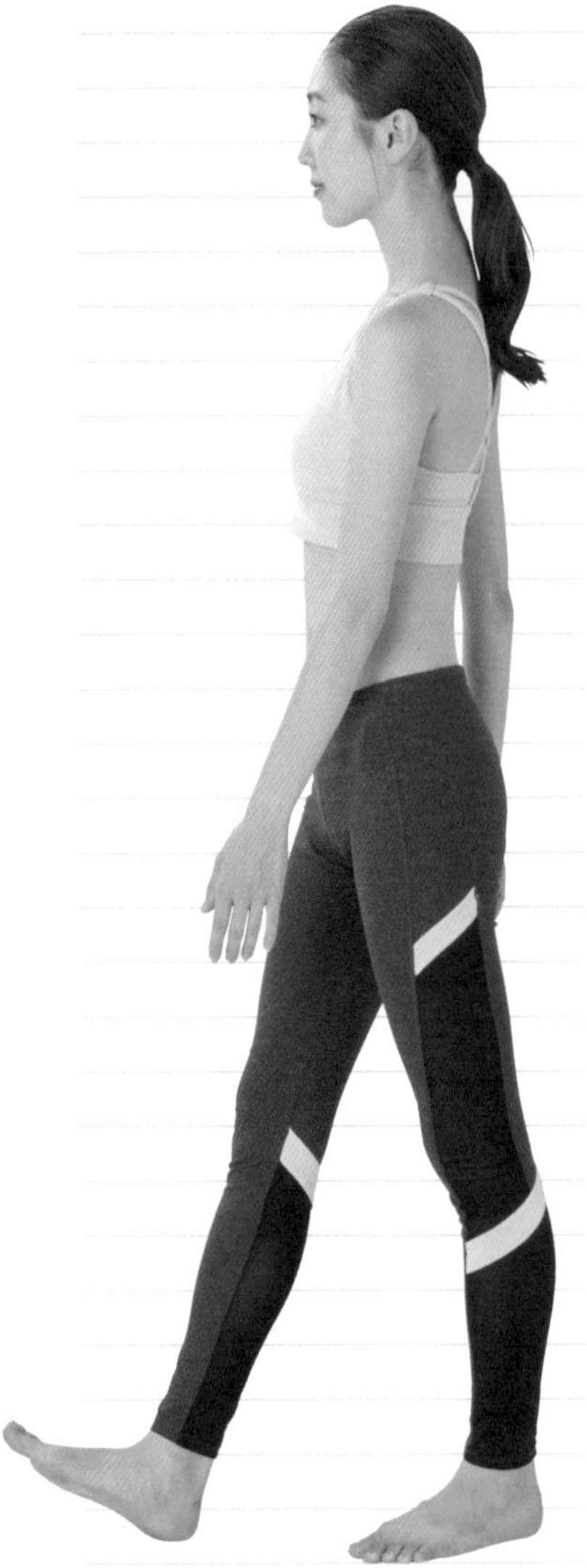

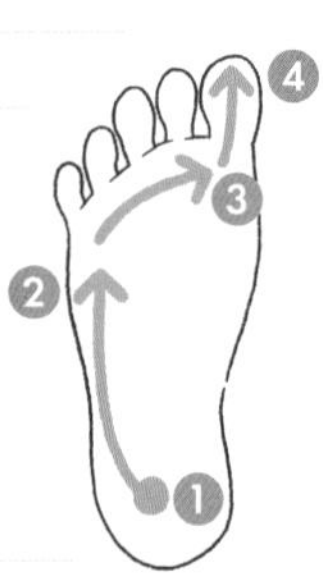

正しく歩くには、地面に最初につけるのは【❶かかと】から。その後に【❷足の側面】→【❸指の付け根】→【❹指先】に体重がのるようにしていく

重要なのは足の裏の重心移動

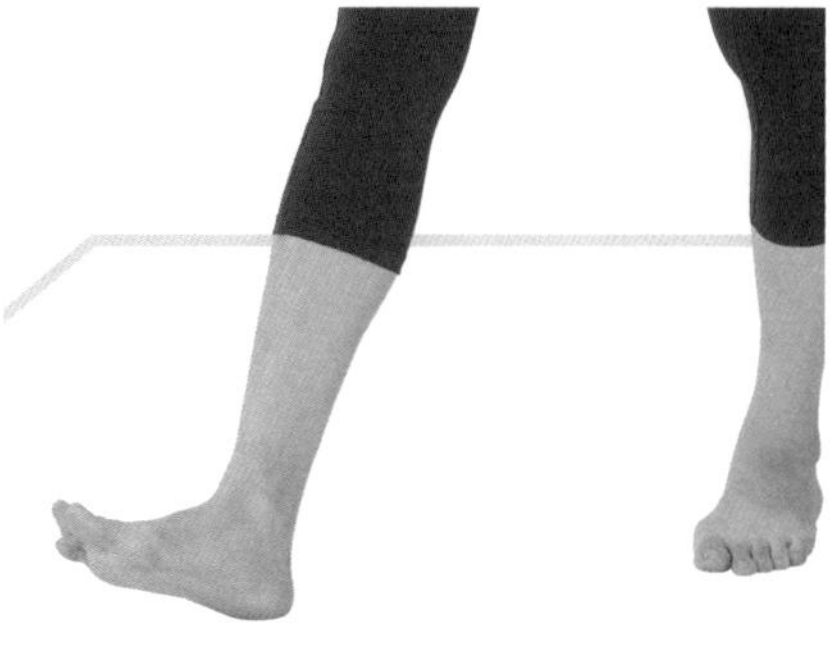

①歩き出しの１歩は
かかとから着地してスタート

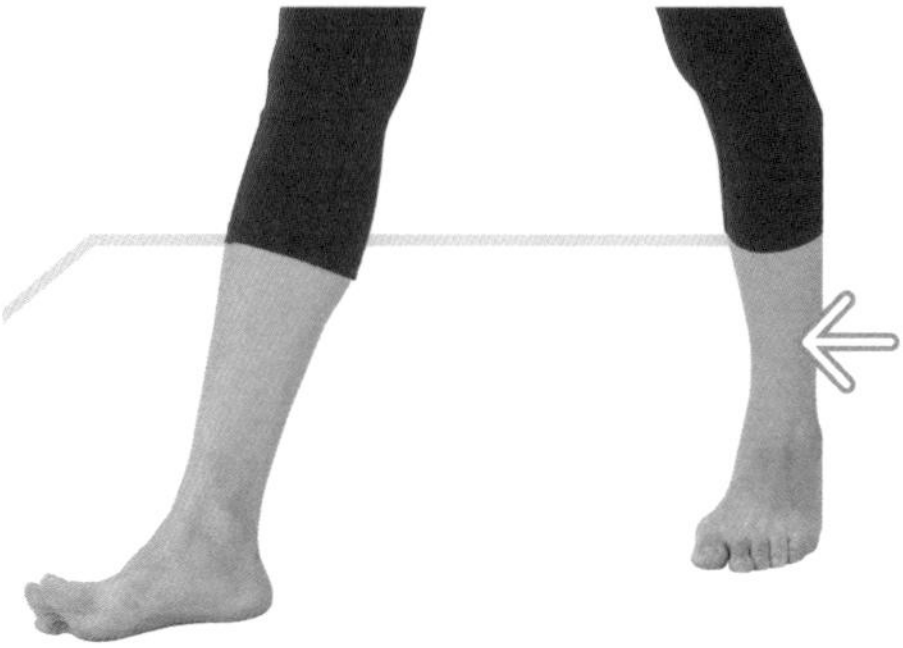

②かかとから足の裏の側面に
重心を移動させる

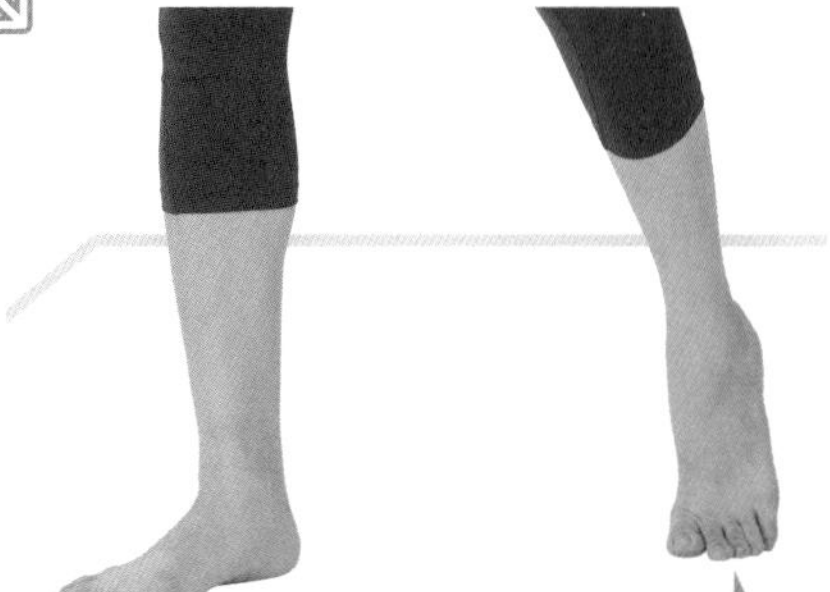

③足の裏全体に
しっかりと体重を
のせたら、反対側の
足指で地面を蹴り出す

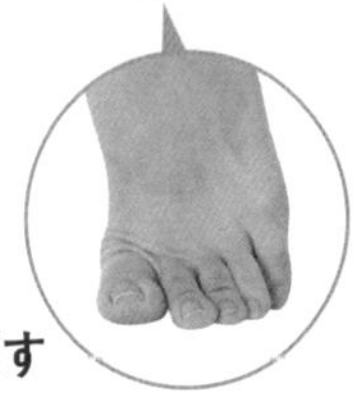

つま先で力強く地面を
押すような感覚で

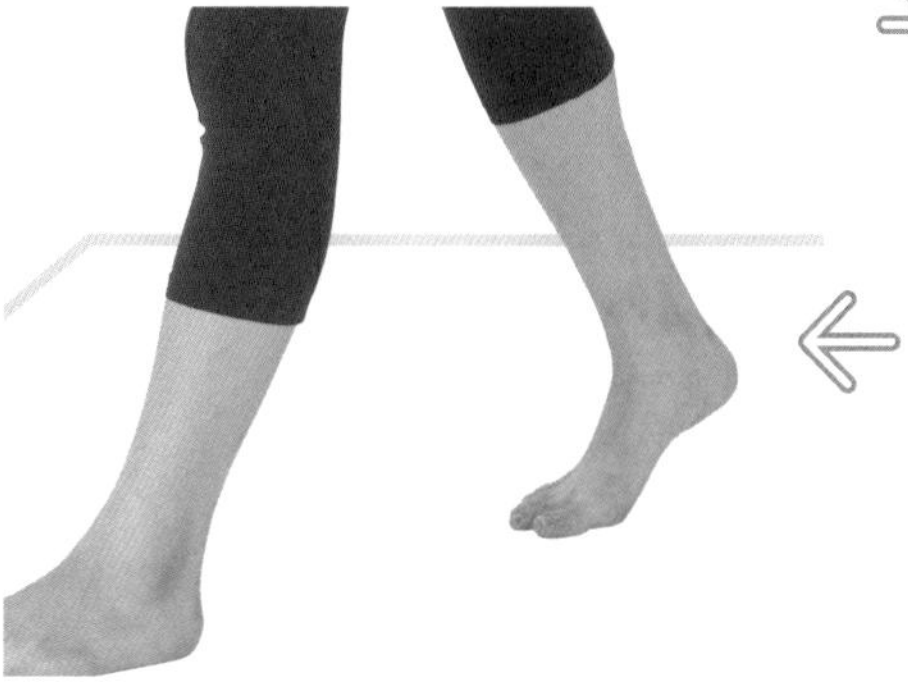

④つま先で蹴り出した足を
かかとに着地させて２歩目

正しい歩き方をしていると、
重心はかかとから足の裏の側面、
指の付け根、 指先へと移動します。
まずは足の裏に神経を
集中させて歩いてみてください。
歩き方が変わりますよ!

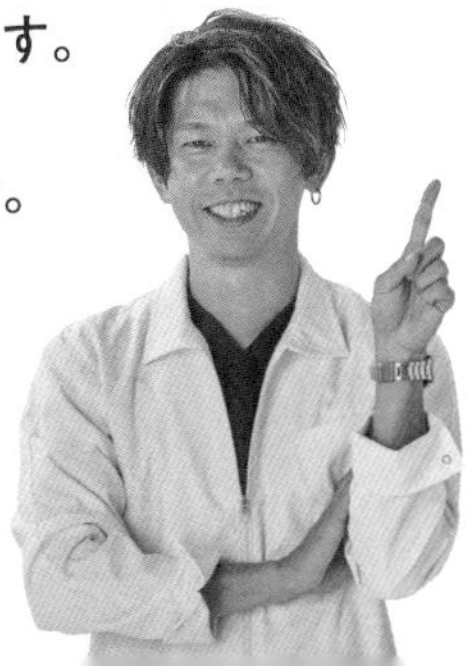

本書の著者
理学療法士
中村光太郎

実際に歩いてみよう!

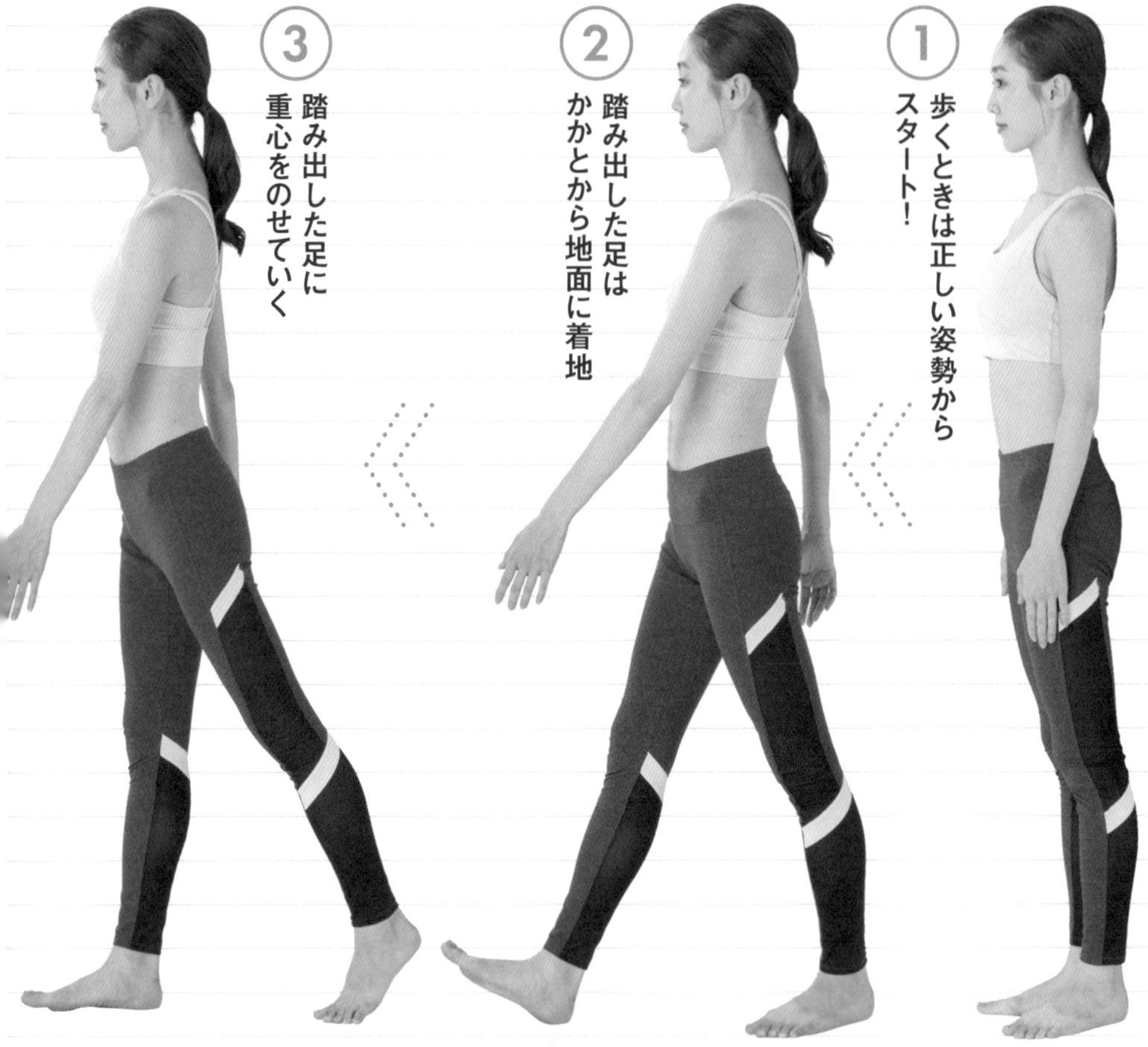

1 歩くときは正しい姿勢からスタート!

2 踏み出した足はかかとから地面に着地

3 踏み出した足に重心をのせていく

かかとで力強く地面を捉える気持ちで

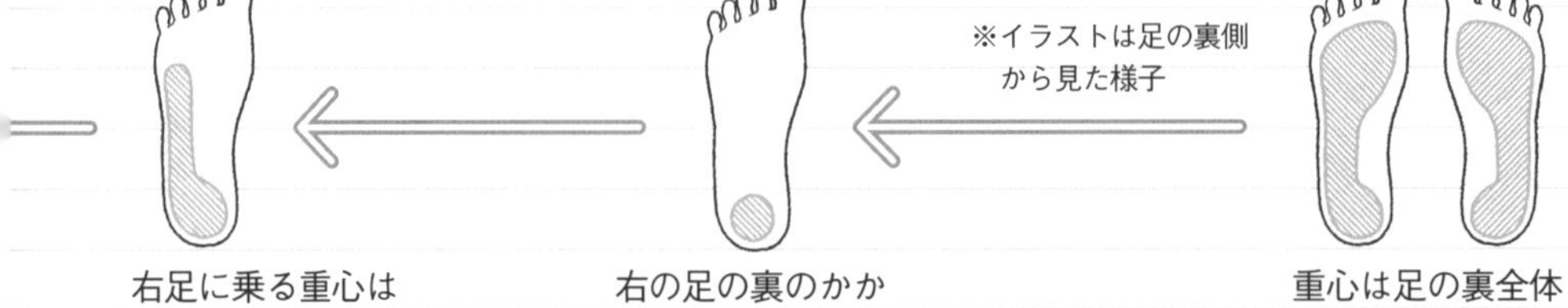

重心は足の裏全体にかかる

右の足の裏のかかとに重心がかかる

右足に乗る重心はかかとから足の側面へと移動

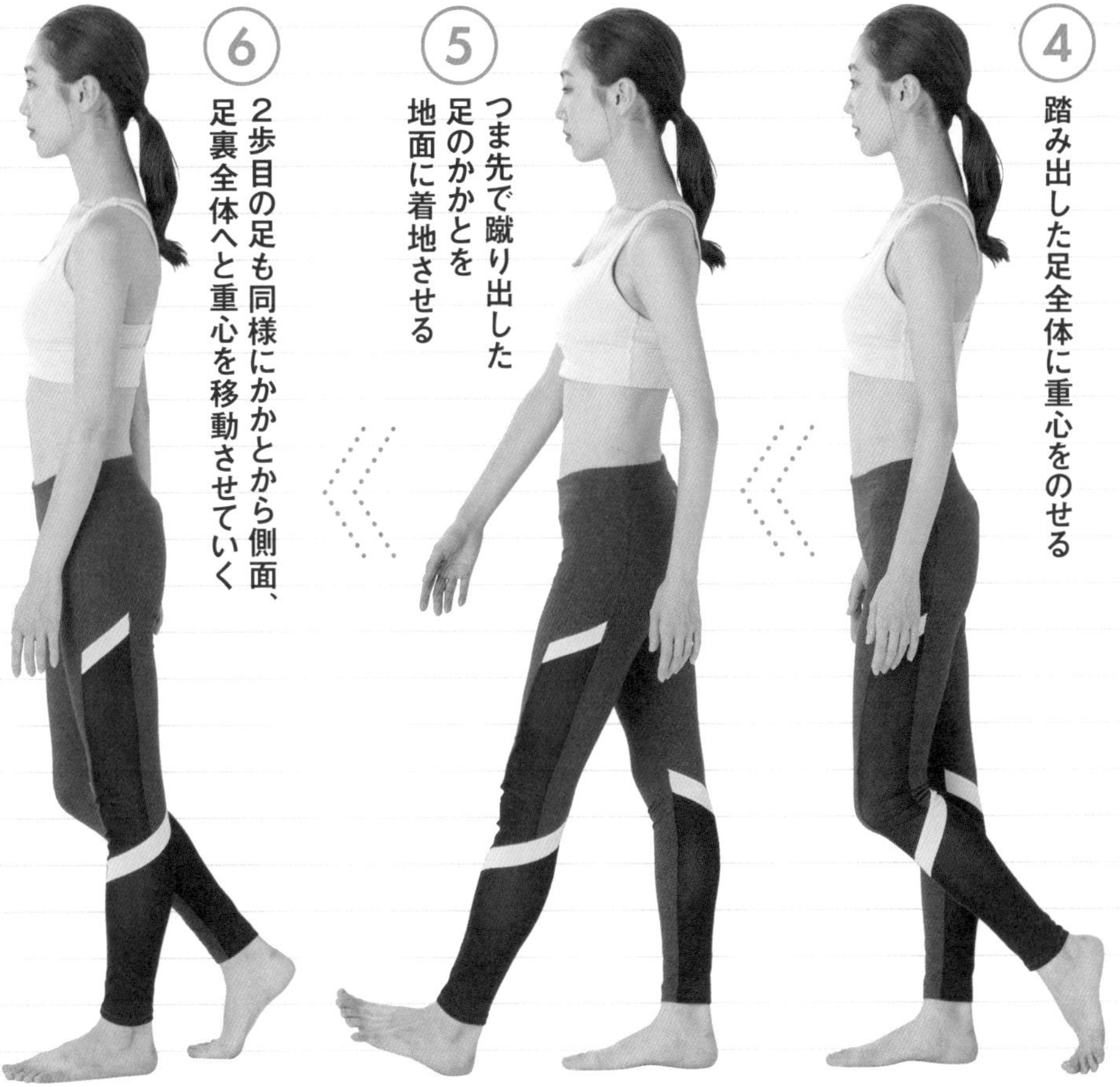

④ 踏み出した足全体に重心をのせる

⑤ つま先で蹴り出した足のかかとを地面に着地させる

⑥ 2歩目の足も同様にかかとから側面、足裏全体へと重心を移動させていく

反対側の足のつま先で地面を蹴る

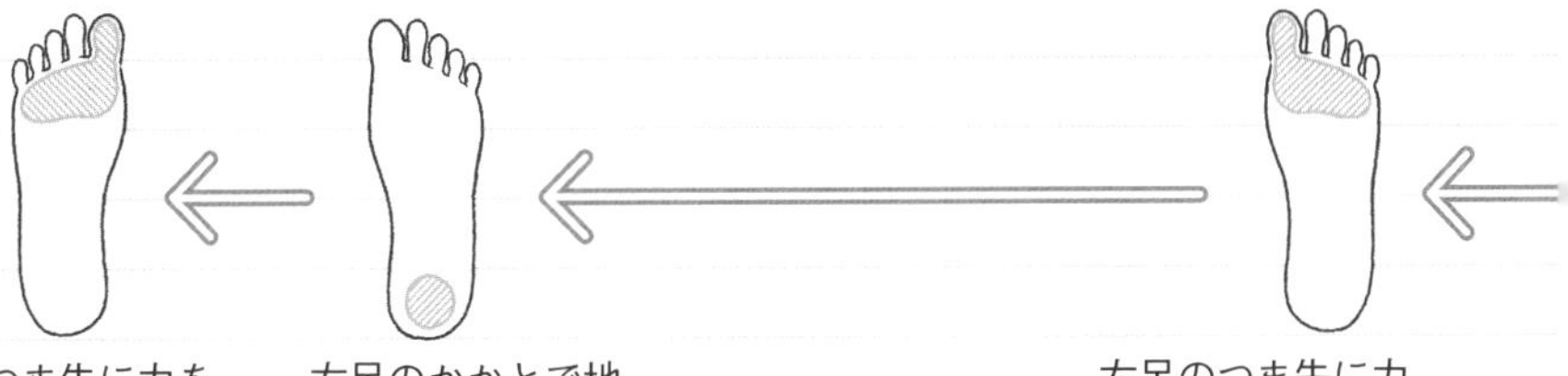

左足のつま先に力を入れて地面を蹴り出す

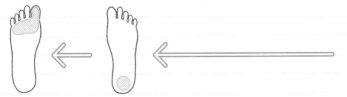

左足のかかとで地面を捉える

右足のつま先に力を入れて地面を蹴り出し、3歩目を進める

日常の動きで絶対守りたい

重心移動のルール

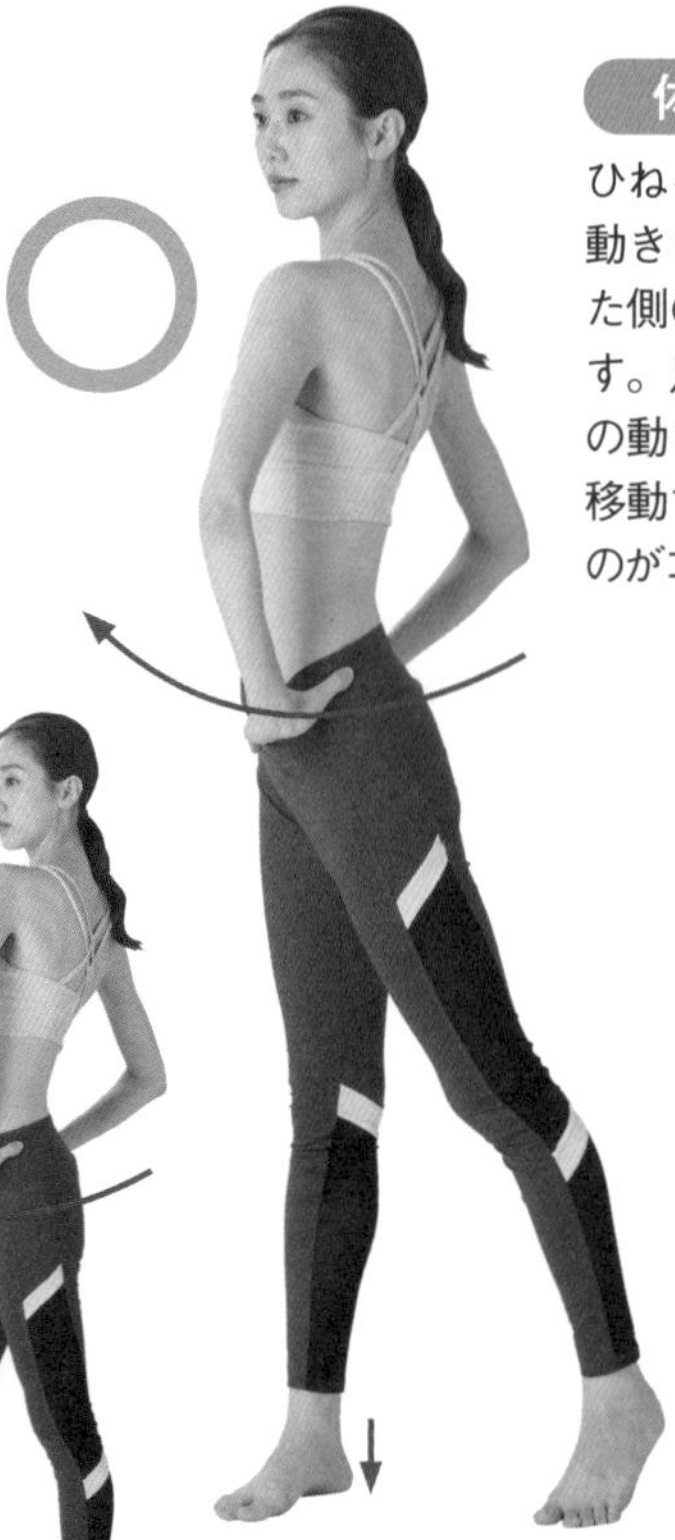

体をひねるとき

ひねる、ねじるといった動きをするときは、動いた側の足に体重がのります。足を開いて立ち、体の動きに同調して重心が移動するイメージで動くのがコツです。

右にひねるのなら、右足に重心がのるようにする。

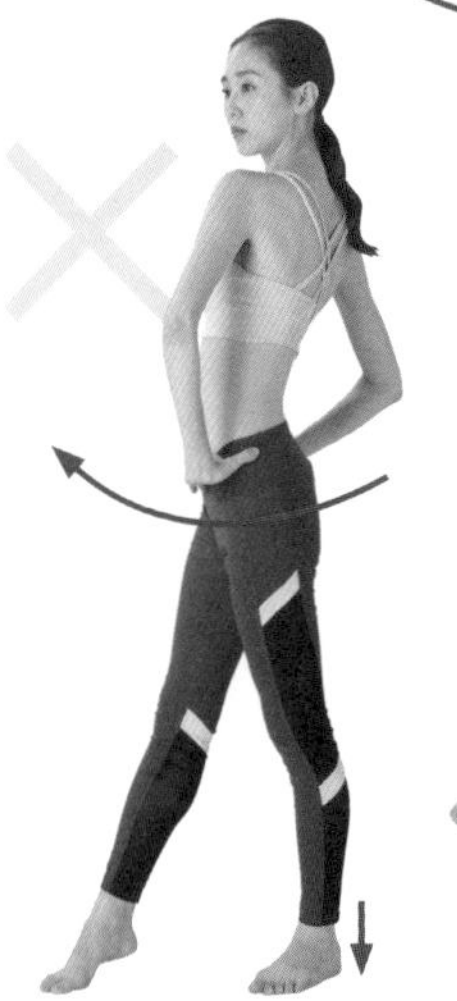

右にひねるのに、左足に重心がのってしまうのはダメ。腰を痛める原因にもなる。

歩き方を変えるとすべてが好転する

体の歪みは、日常生活での姿勢や動作などの癖が原因になることがほとんど。これを防ぐには、体を動かすときの重心移動に注意を払うことが重要です。この重心移動にはルールがあり、ほとんどの人は無意識のうちにルールに沿った動きをしています。

しかし、無意識に重心移動の法則から外れてしまうことがあります。これを繰り返すと、痛みや不快感が蓄積してしまうのです。ひどくなると動けなくなることもあるので、どんなときでも重心移動のルールに沿って動くように心がけてください。

前に倒すとき

前屈姿勢をとるときに、重心を間違えると頭から転んで大変危険です。しっかりと安定させるために、重心は後ろに置きましょう。

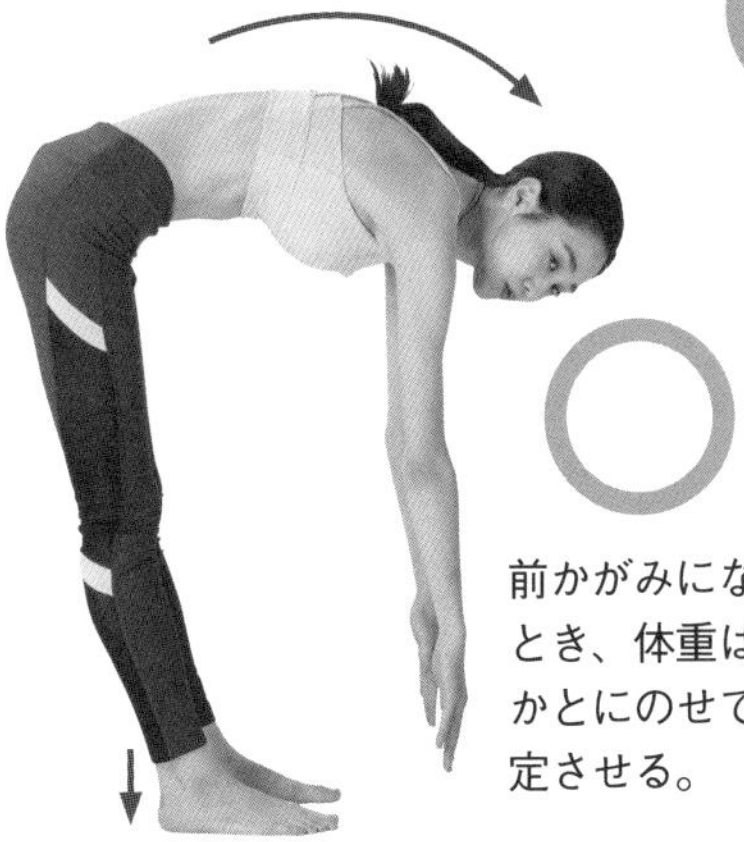

前かがみになるとき、体重はかかとにのせて安定させる。

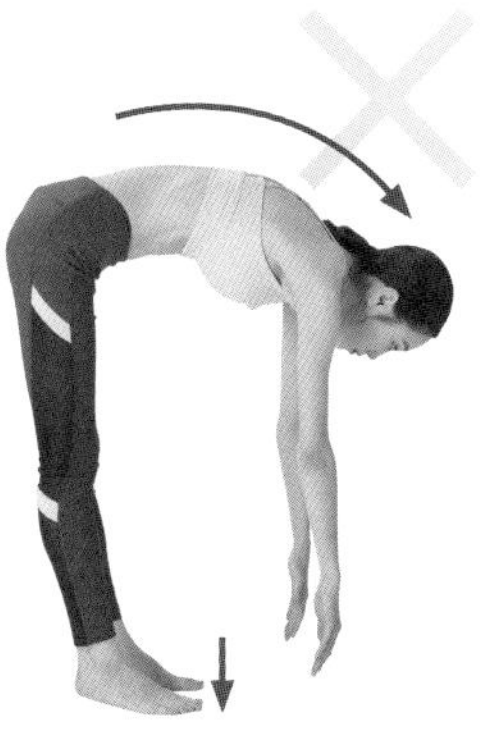

重心をつま先に置いて前屈すると、そのまま前に転んでしまう。

横に反るとき

体を横に倒すとき、足元でしっかり状態を支えないとふらついて危険です。倒す側と反対側の足に重心を置いて体をしっかりと安定させましょう。

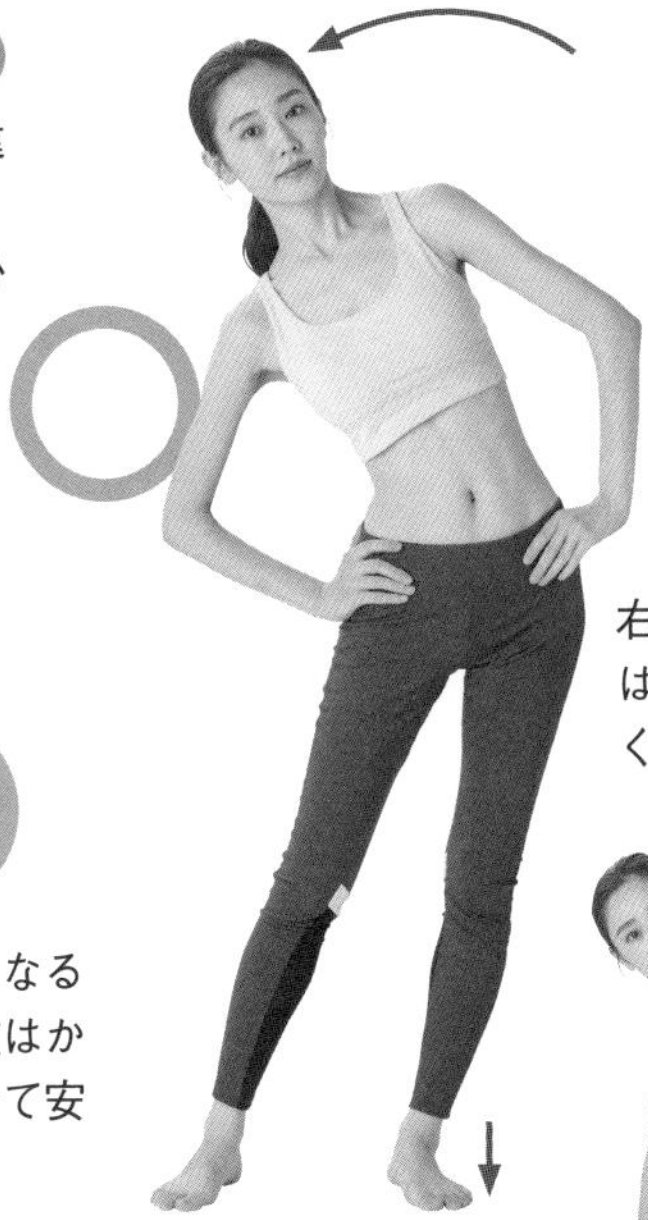

右に体を倒すときは左足に重心を置くと安定する。

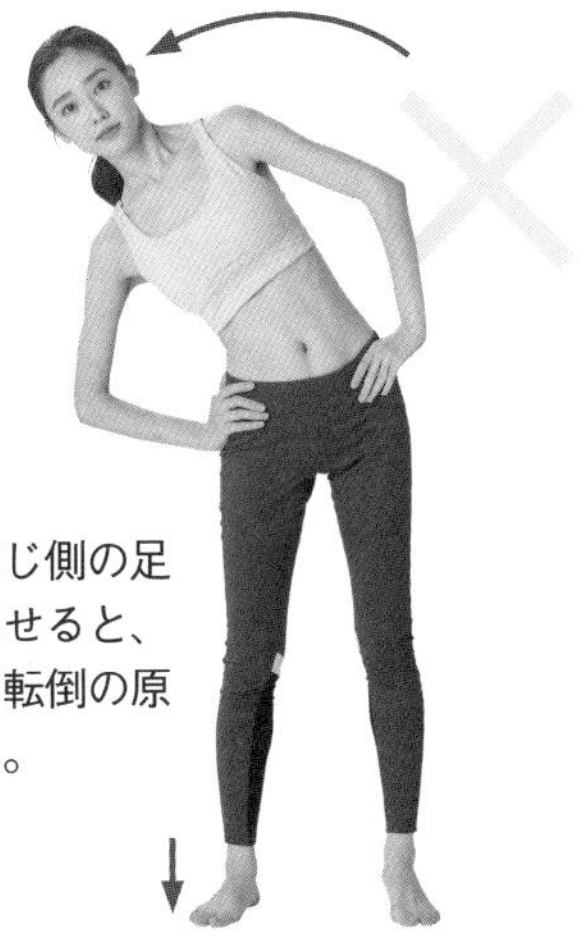

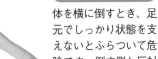

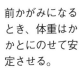

倒す側と同じ側の足に体重をのせると、ふらついて転倒の原因にもなる。

後ろに反るとき

大きく背伸びをするなど、後ろに反るときも重心を間違えると転倒の原因になります。上体が後ろに倒れるときは、下半身の重心はつま先に置いて体を支えましょう。

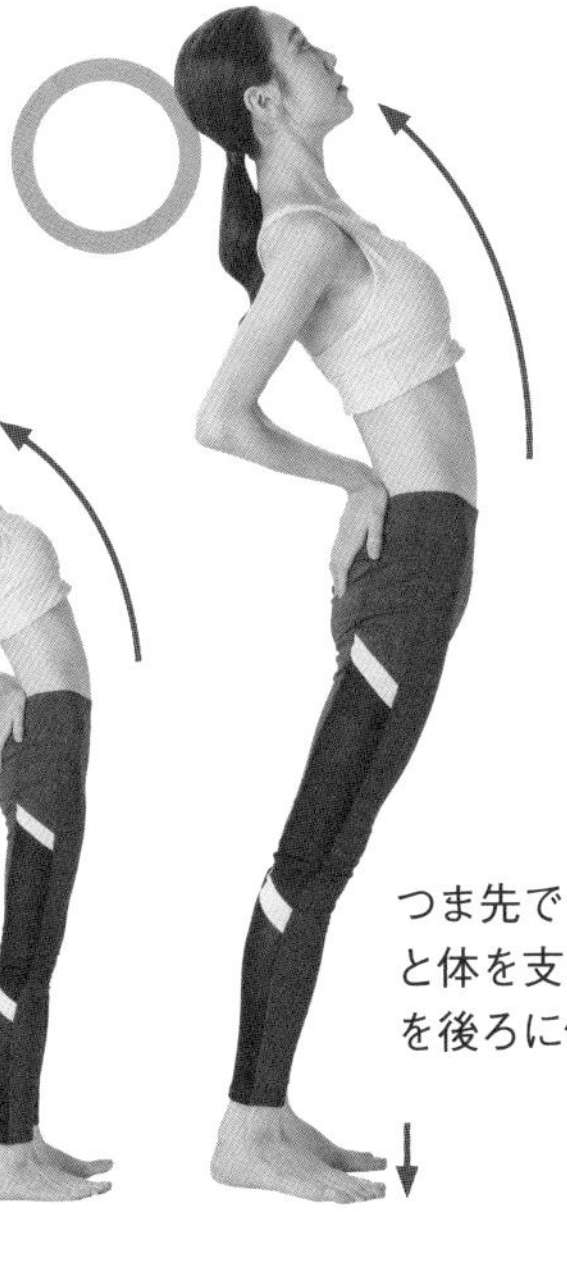

つま先でしっかりと体を支え、上体を後ろに倒す。

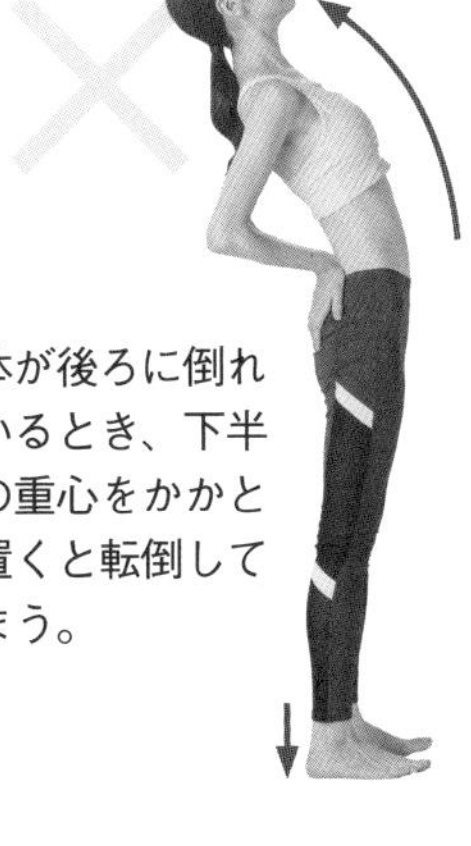

上体が後ろに倒れているとき、下半身の重心をかかとに置くと転倒してしまう。

体を変える歩行トレーニング❶

タンデム歩行

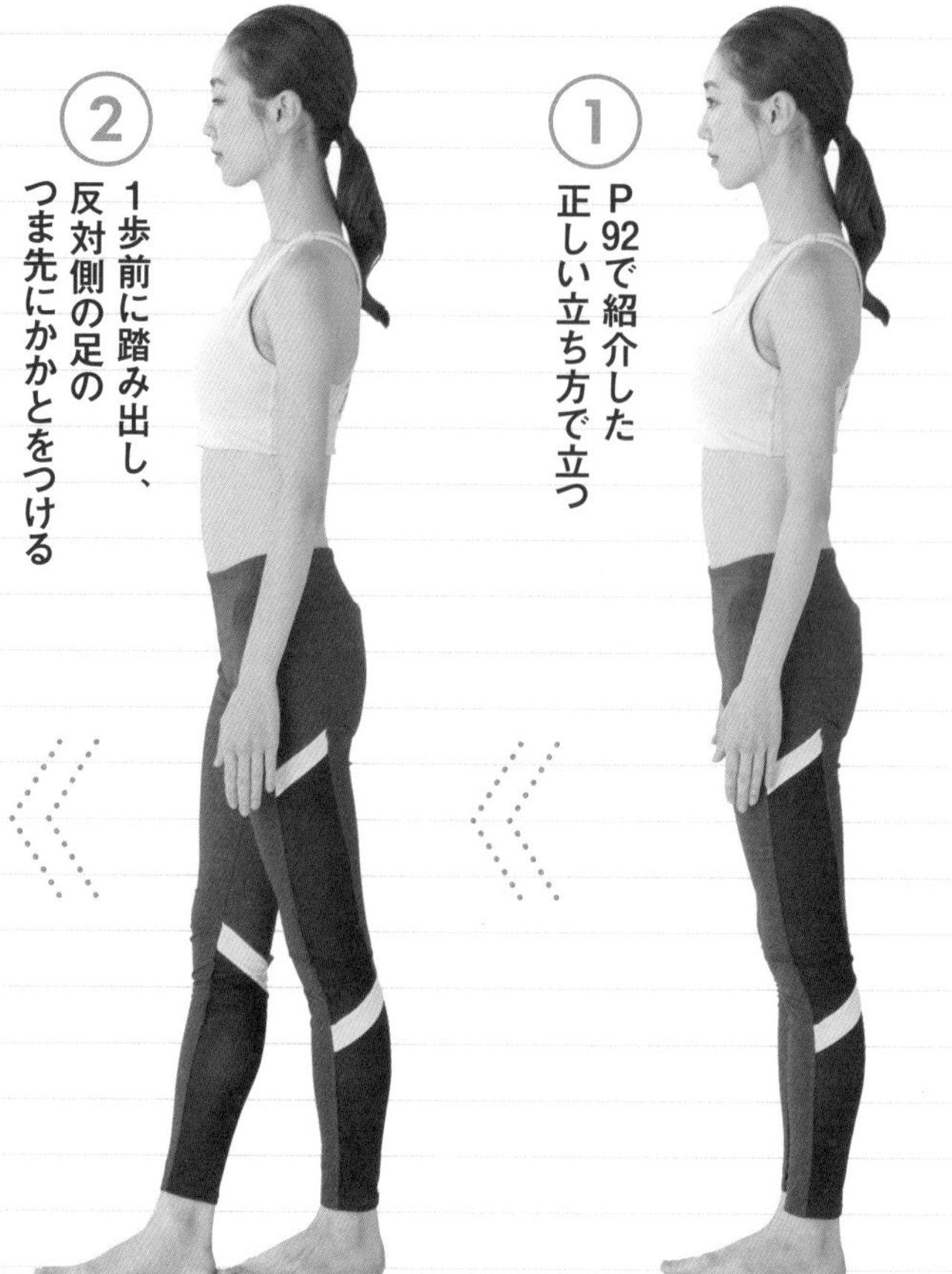

①
P92で紹介した正しい立ち方で立つ

②
1歩前に踏み出し、反対側の足のつま先にかかとをつける

体の歪みを正す効果絶大！1日5分だけでも行なって

ここからは、歩き方や姿勢の癖や体の歪みを修正するためのトレーニングを紹介しましょう。最初に紹介するのは、日々生まれる体の歪みをリセットする効果の高い、タンデム歩行です。

歩き方の癖を修正する効果が高いため、健康を保つ運動のつもりで毎日5分間は行なってください。やり方はとても簡単。スリッパや靴下を脱いで裸足になり、前にどちらかの足を出し、そのつま先に反対側の（後ろ側の）足のかかとをつけるようにして、一直線

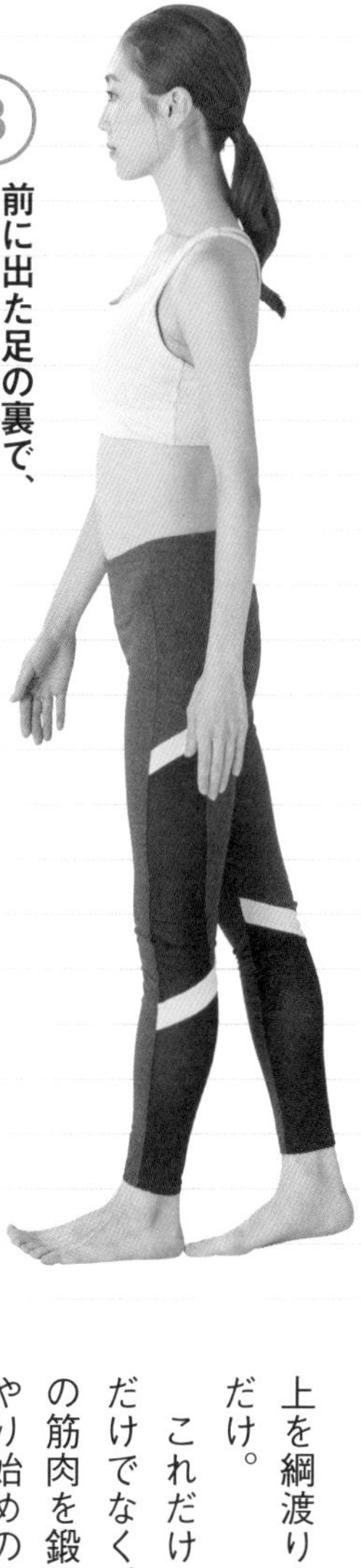

③ 前に出た足の裏で、正しい重心移動（P94～95参照）をさせる

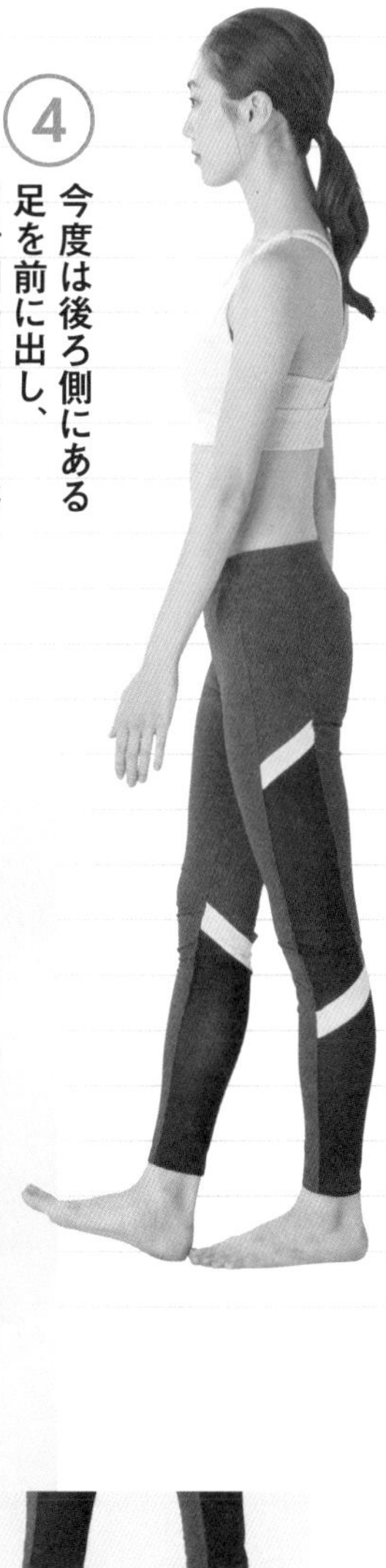

④ 今度は後ろ側にある足を前に出し、反対側の足のつま先にかかとをつける。以下同様に繰り返していく

上を綱渡りするような感覚で歩くだけ。

　これだけで骨盤の歪みが和《やわ》らぐだけでなく、鍛えにくい脚の内側の筋肉を鍛えることができます。やり始めのうちはふらつく可能性があるので、壁に手をついたり、誰かについてもらったりすることをおすすめします。

より効果を高めるなら　つま先を上げた　タンデム歩行応用編

　タンデム歩行に慣れてきたら、負荷を上げてみましょう。両足のかかとが床についた状態から、ゆっくりと背伸びをするように両方のかかとを上げて、次の1歩を進めます。両足のかかとを着地させたら、再びかかとを上げて以下同様に繰り返すだけ。バランス感覚が養われ、筋力もアップします。

❶つま先とかかとがついた状態で両足のかかとを上げる

❷前足のつま先に後ろの足のかかとがつく所まで、後ろの足を前に出す。そして両足のかかとを地面におろす。次に❶を行なう。以下これを繰り返す

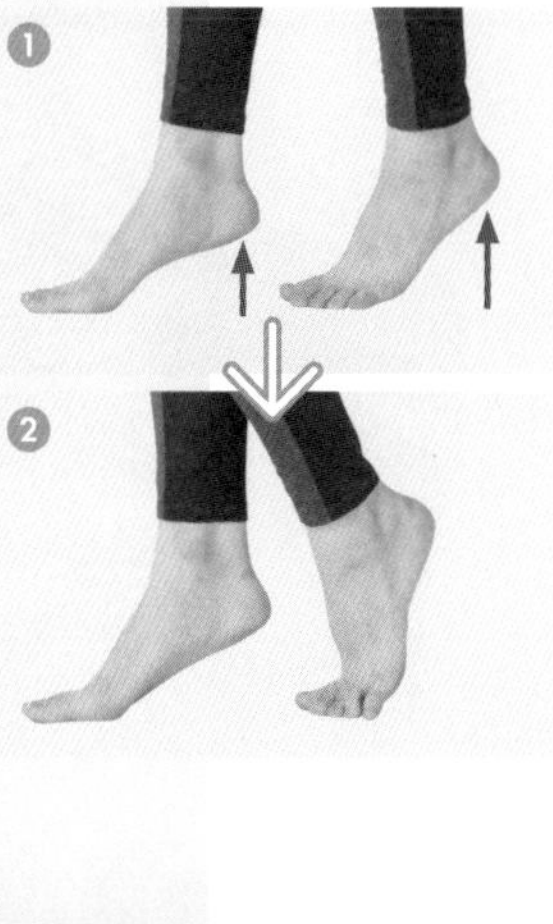

体を変える歩行トレーニング❷

つま先上げ

かかとでしっかりと地面を捉える力をつける

タンデム歩行は効果抜群ですが、ここからご紹介する3つのトレーニングを併用することで、歩き方はいっそう正されます。

ガニ股歩きや内股歩き、足引きずり歩きなど多くの間違った歩き方は、歩くときにかかとから着地していないことで起こります。この主な原因は、単なる癖よりも、足首が硬くなっていることや、ふくらはぎの筋肉が衰えていることなのです。まずはこれらの主な原因を解消する必要があります。

そこで取り入れてほしいのが、つま先上げトレーニング。イスに腰掛けた状態でつま先を上下させる運動をするだけです。足首を柔軟にし、ふくらはぎの筋肉を鍛えるのにピッタリ。できる範囲から行ない、少しずつ負荷を上げていくことをおすすめします。

負荷を上げて効果アップ!

無理なく行なえるようになったら、つま先の上に片方の足をのせた状態でつま先を上下させる。次に足を入れ替えることで、両足とも行なう。

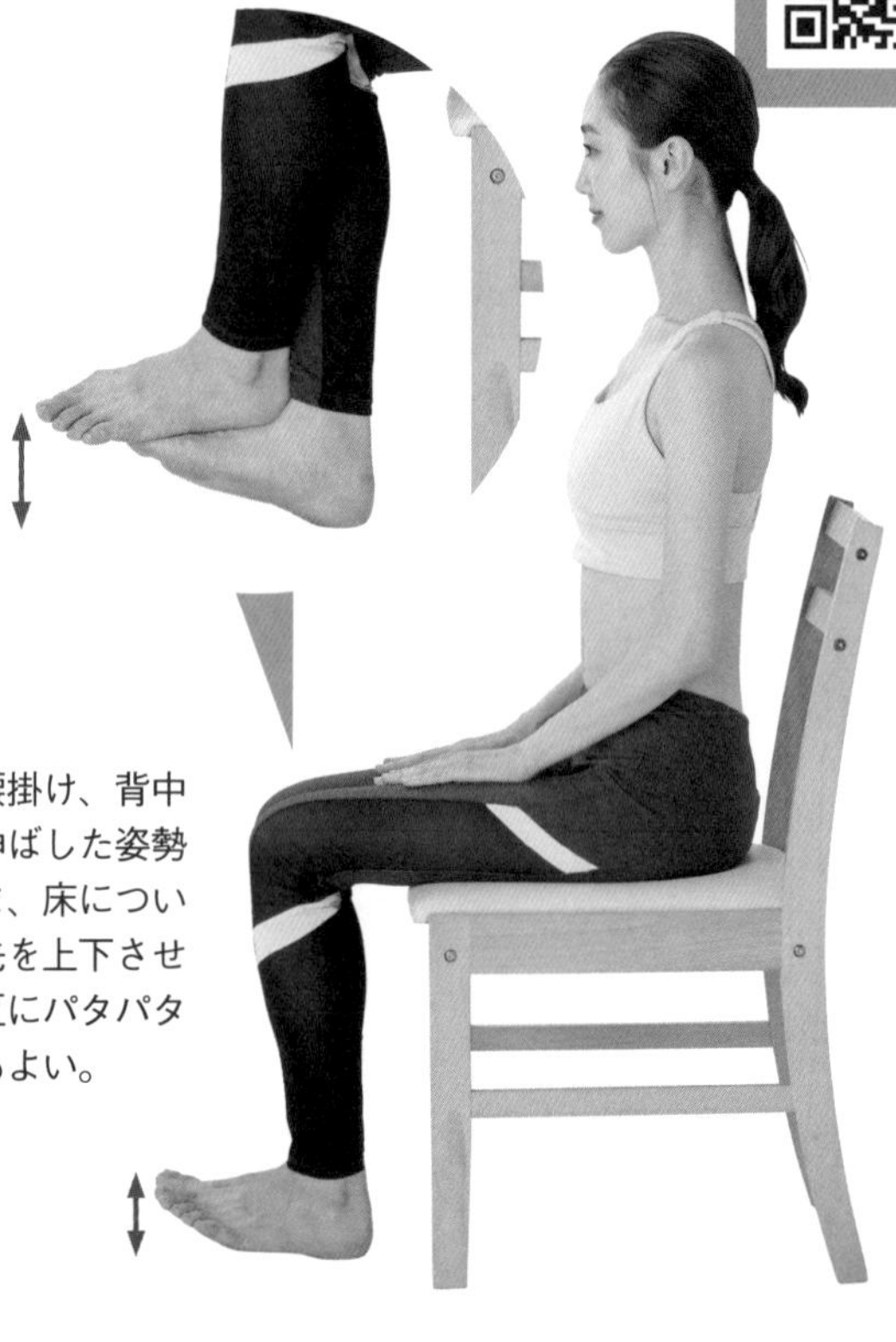

イスに浅く腰掛け、背中をまっすぐ伸ばした姿勢を保ったまま、床についた足のつま先を上下させる。左右交互にパタパタと動かしてもよい。

体を変える歩行トレーニング③

かかと上げ

つま先の力をつけて正しい歩行を手に入れる

正しく歩くために欠かせないもうひとつの要素は、つま先で地面を蹴って次の1歩に踏み出すこと。この蹴り出しがしっかりと行なわれないと、かかと着地もうまくいかず、結果的に見た目にも健康にも悪い誤った歩き方になりがちです。

つま先の蹴り出しができていない人は、足の指に力が入っていないケースがほとんど。足の裏の筋肉が弱っていることが考えられます。この状態だと足の裏の感覚も弱くなっている可能性があるため、非常によくない状態です。もしかすると、足の冷えにも悩まされているのでは？

そこで実践したいトレーニングが、かかと上げ。歩行を正すだけでなく全身の健康維持にも効果がありますので、1日の中でこまめに行なうとよいでしょう。

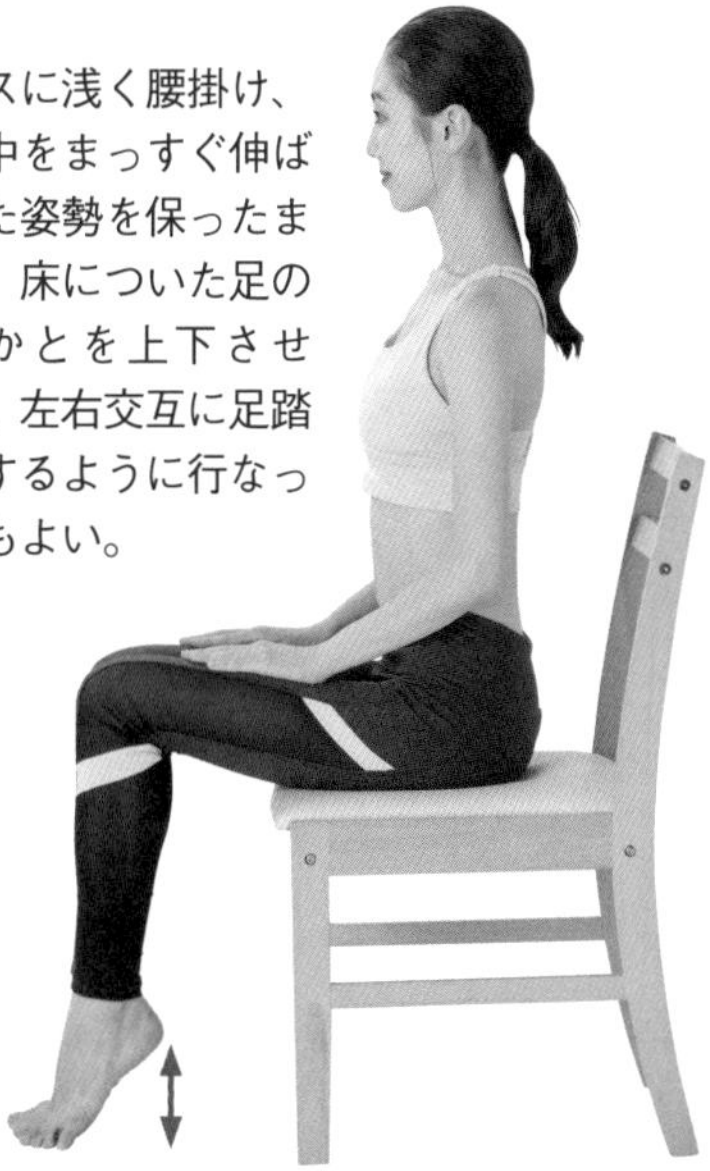

イスに浅く腰掛け、背中をまっすぐ伸ばした姿勢を保ったまま、床についた足のかかとを上下させる。左右交互に足踏みするように行なってもよい。

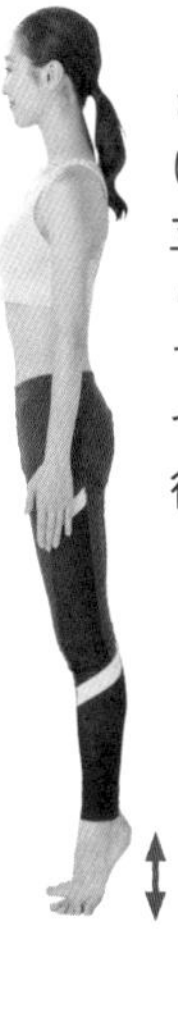

立ったままゆっくりとかかとを上下させる。足踏みするように左右交互に行なってもよい。

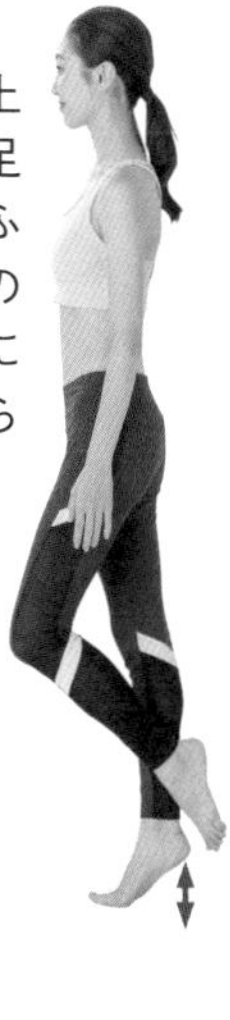

さらに負荷を上げるなら、片足立ちで実践。ふらつきやすいので、必ず何かにつかまりながら行なう。

かかと上げ応用編

立って行なえばさらに効果がアップ。よろけないよう、壁やイスなどに手をついて行なうとよい。慣れてきたら、電車やバスの手すりやつり革につかまりながらでもできるようになる。

体を変える歩行トレーニング❹

タオルギャザー

家にあるものを使った簡単トレーニング

いつも革靴やハイヒールを履いて過ごしている人は、足の裏の感覚が鈍くなりやすく、歩行や姿勢も崩れがち。それだけでなく、痛みや不快感が出やすい、不調が起こりやすいという傾向もあります。

これらのトラブルを防ぐために行ないたいのが、足指のトレーニング。足指の力を鍛えることで、正しい歩行に欠かせないつま先の蹴り上げが正確に行なえるようになり、崩れた歩行や姿勢を修正することができます。職業柄、足を酷使している、スニーカーなど足に負担をかけない靴を使えないという人は、1日の終わりに行なうようにしてください。きっと体が変わっていくはずです。

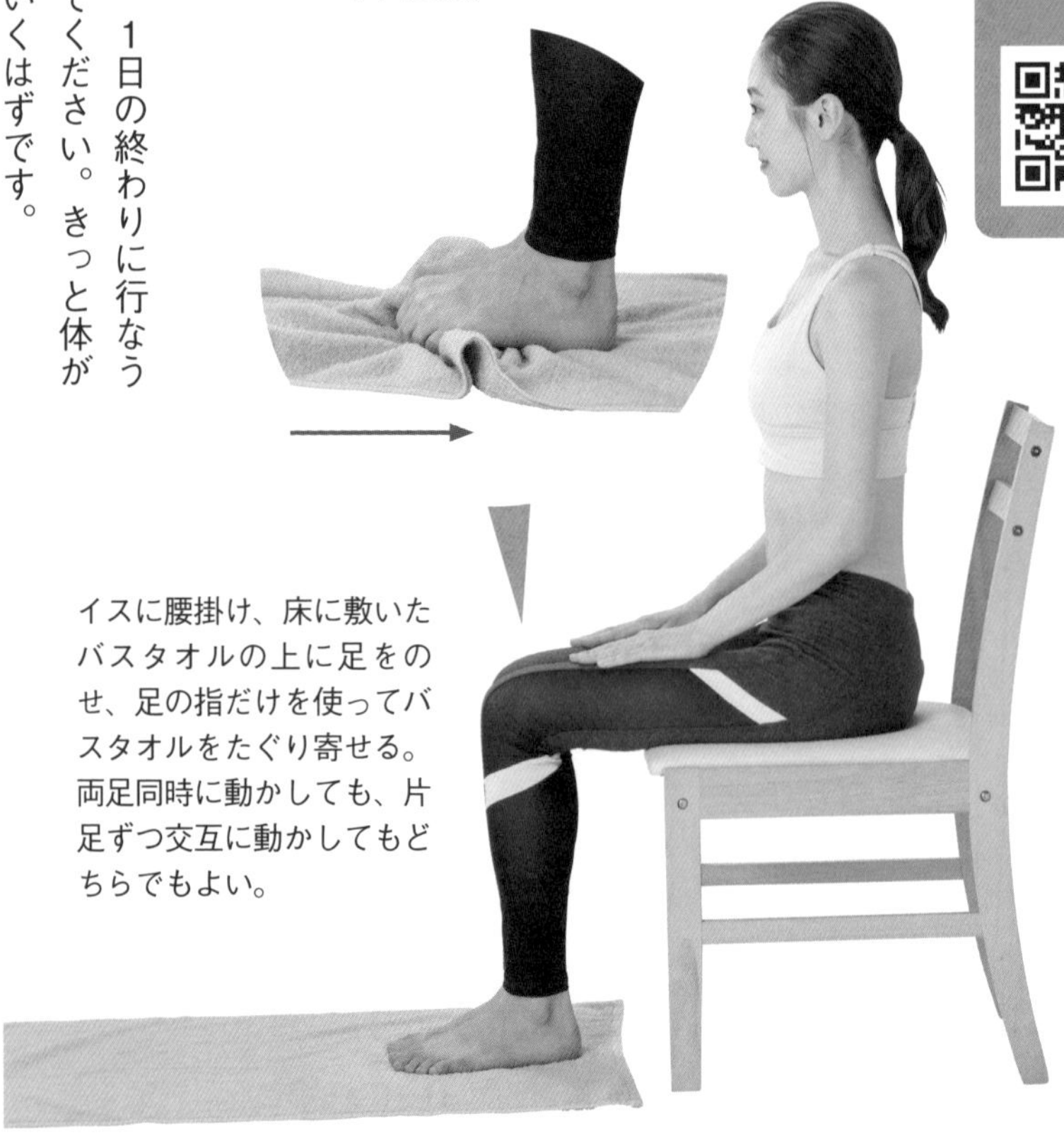

かかとが上がらないように注意。

イスに腰掛け、床に敷いたバスタオルの上に足をのせ、足の指だけを使ってバスタオルをたぐり寄せる。両足同時に動かしても、片足ずつ交互に動かしてもどちらでもよい。

第6章

トレーニングの効果を継続させるために知っておくべきこと

たくさんやればいいってものじゃない。逆効果になることも

いつの間にかついてしまった動きの癖や歪みを正して、健康を手に入れる。そのためには歩行が有効だということは、もう十分に理解できたと思います。

たくさんある健康法の中でも歩行のよいところは、特別な準備が必要なく、日常生活の中でいつでも行なえること。家の中でも屋外でもどこでも行なえることにあります。外出しない日でも、家の中で家事をしたりトイレに行ったりするときでも、少しは歩きますよね。そうしたときに、本書で紹介した歩き方を試すのは、最も手っ取り早い健康法となります。また、通勤や通学、買い物などで出かけるときはこのチャンスを逃さず、足の裏に意識を向けて歩いてみましょう。

テレビや雑誌で紹介される歩く健康法では、ひとつ前の駅で降りて目的地まで歩くことが推奨されています。また、ダイエット効果を高めるために「一日1万歩以上歩こう、そのくらい歩かないと効果がない」という指導もよく耳にします。

しかし、**本当に長時間・長距離歩かなければ意味がないのでしょうか**。私はそんなふう

には思えません。むしろ、**歪みがあるままだったり、今までの悪い癖が抜けきっていないうちに長時間・長距離を歩くとますます歪みを進行させてしまったり、腰や膝を痛める原因になりかねません。**

前の章で、スポーツジムでのトレーニングは正しいフォームで行なわないと体を痛めるという話をしました。歩行も同じことがいえます。最初のうちは正しい方法で歩くことができたとしても、**長い時間歩くうちに疲れが出てきて、もともとあった悪い癖が出てしまったり、体にしみついた歪みが戻ってきたり、ということが起こります。**「たくさん歩いたほうがいいだろう」と思うかもしれませんが、かえって逆効果になりかねないので、**最初のうちは短時間・短距離で行なうようにしましょう。**

今まで運動をしていなかった人が体を動かす健康法を始めたとき、意外に調子よくて、もっとできるかもしれないとか、張り切って毎日少しずつ距離を伸ばして歩こうと考えてしまうかもしれません。

やる気があるのは大いに結構なのですが、実はこれも落とし穴なのです。確実に効果をもたらしたいと思うなら、やりすぎは禁物。どんな運動にも共通することですが、**運動と休養はワンセットで考えてください。3日行ったら1日休むなど、自分の体に合わせたペースで行う**ことが、体を痛めない秘訣です。いずれにしろ、自己流の運動は逆効果を生みやすいということを、ぜひ知ってほしいと思います。

「歩くより走るほうがいい!」と思ったらまず読んでください

今の日本の若い世代はやせ願望が強く、ダイエットに高い関心を持っている人が多いという特徴があります。中高年になると、今度はメタボリックシンドロームを気にしてダイエットに取り組む人が増え、まさに老いも若きもダイエットに夢中になっている時代といえるかもしれません。

そのせいか、消費カロリー量はどのくらいあるのか、週に何回、1回につき何分行なえばいいのか……などと考える人が非常に多くなっています。そうした人が陥りがちなのが、「歩くよりも走ったほうが効果がある」という思い込みです。

ダイエットという観点から見れば、これは決して間違いではありません。歩くよりも走ったほうが消費カロリー量が多くなるのは当たり前のことですから。

とはいえ**日常的に運動をしていない人がいきなり走ると、体を痛める原因になりかねません。**具体的にいうなら、関節に負荷がかかりすぎてしまい、腰痛や膝痛を引き起こしやすいのです。

また、急に走ると心拍数が上がるため、心臓や肺への負担も増大します。ランニング中に突然心臓発作を起こして……という不幸な事件を起こしてしまう危険性もあることを、決して忘れてはなりません。趣味でスポーツをしていて、日頃から体を動かしているなら話は別ですが。

それに比べて**歩くことは関節への負荷や心肺機能への負担も軽く、何より無理のないペースで始めることができます。**

狙いたいのは足の裏の感覚を高めて体の歪みを修正し、健康になるための歩行ですから、**そこまで高い負荷を目指す必要はありません。**個人的には、ダイエットを目指すなら、運動で消費カロリー量を増やすより、食事の量と質を見直して摂取カロリー量を減らしたほうが手っ取り早いし、体

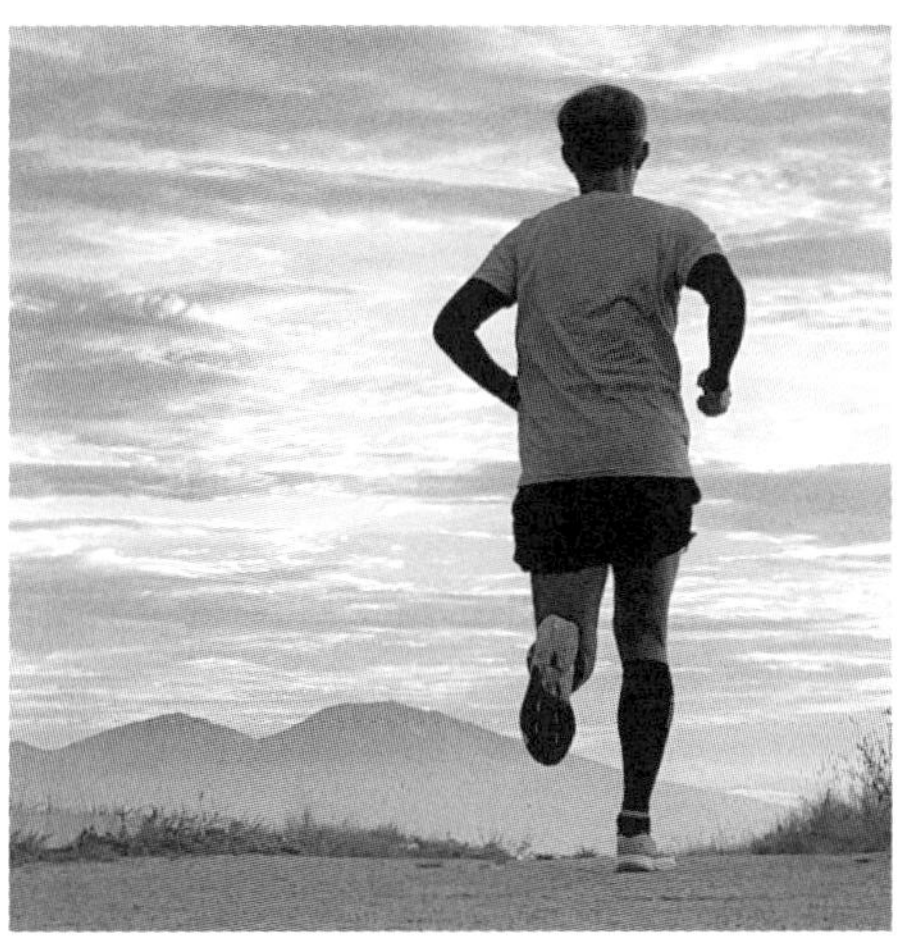

を痛めるリスクを避けることもできるため一石二鳥だと思っています。

もし、ランニングを始めたい、走ることを趣味にしたいと思っているなら、まずは「歩行」から始め、足の裏の感覚、歪みの修正というメリットを得ることが先決。それから少しずつ歩く速度を上げる、長い時間・長い距離を歩くというように負荷を上げていき、走り始めるようにするといいでしょう。そうすることで、より安全に、より効果的に走ることができるようになるはずです。

わかるようでわからない「適度な運動」の正体

健康法の話題になると決まって出てくるフレーズ、それが「適度な運動」ではないでしょうか。ここには「ハードな運動をする必要はない。自分にとってちょうどよい加減の運動をするのがベスト」という意味が込められているということは、説明するまでもないでしょう。

とはいえ、**「適度」も「ちょうどよい加減」も、判断するのはなかなか難しいもの。**日常的に運動をしていて、ある程度体が鍛えられているなら自分にとっての「適度」は感覚的につかむことができるかもしれませんが、運動慣れしていないと難しいのが現実です。**自分にとっての「適度」がわからない人が運動を始めると、ついがむしゃらにがんばってしまいます。**心拍数が上がって呼吸が荒くなるほど「効いている」と思ってしまうのは、その典型例といえるでしょう。

自分が持っている筋肉や心肺能力を超えた運動、それは適度な運動ではなく、過度な運動になってしまいます。終わったあとに倒れ込むような辛い運動のほうが効果があると捉えてしまうのは、大きな勘違いです。

アスリートが行なうようなきついトレーニングは、やり終わったあとに達成感があるかもしれません。しかし問題は、その運動を続けることができるか、ということにあります。なぜなら、健康やダイエット、病気からの回復などどんな目的でも、運動で効果を上げる方法はきつい運動をすることではなく、習慣化することにあるからです。気が向いたときに1時間走ってボロボロに疲れてしまうというような過度な運動に比べて、毎日5分「歩行」を行なうといった運動は一見地味ですが、そのほうが**無理なく続けられるため、体へのダメージを最小限に抑えつつ、最大限の効果を得ることができます。**

「運動をしよう!」と決心すると、いきなりジムに入会したり、ウエアやランニングシューズを買ってみたりと形から入ってしまうことは、よくあります。そうした人は「最初に投資したほうがやめにくくなる」といいますが、最初から目標設定を高くしすぎるとハードな運動に挑戦したくなるものです。

志は悪くないかもしれませんが、あまりのハードさに1回はクリアしても2回目を迎えなくなり、そのまま自然消滅してしまうということが起こります。そうした運動が悪いわけではなく、単に今の自分がやるには早すぎたのだと考え、まずは歩行から始めるのが最善策なのです。

1日5分正しく歩くだけでも、生活習慣病が遠ざかる

今や多くの中高年が生活習慣病に悩まされ、毎日薬を飲むなどの治療に取り組んでいます。生活習慣病とは、食事や運動、休養、喫煙、飲酒などの生活習慣が深く関与し、それらが発症の要因となる疾患の総称です（厚生労働省 e-ヘルスネットより）。

生活習慣病と呼ばれるようになったのは1996年頃からで、それ以前は「成人病」と呼ばれていました。生活習慣病の中でも日本人の死因の上位を占めているがん・心疾患・脳血管疾患は三大生活習慣病（三大疾患）、さらに高血圧性疾患、糖尿病、腎不全、肝疾患

の4つを加えたものは七大生活習慣病（七大疾患）と呼ばれ、日本人の死因の実に約55％を占めています（厚生労働省「令和2年（2020）人口動態統計月報年計（概数）の概況」より）。

つまり、**日本人が死に至る原因の約半数が、生活習慣からくる病気**だということ。いかに日々の暮らしを見直すことが重要かがわかるのではないでしょうか。

本書では体の歪みがさまざまな病気を引き起こすことを解説してきましたが、体の歪みも姿勢、日常的に履いている靴、歩き方など日常的に何気なく行なっている行動や習慣が原因となって引き起こされます。つまり、体の歪みとそれによって引き起こされる病気や痛み、不快感などのトラブルも、広い意味で生活習慣病だと捉えることができるのです。

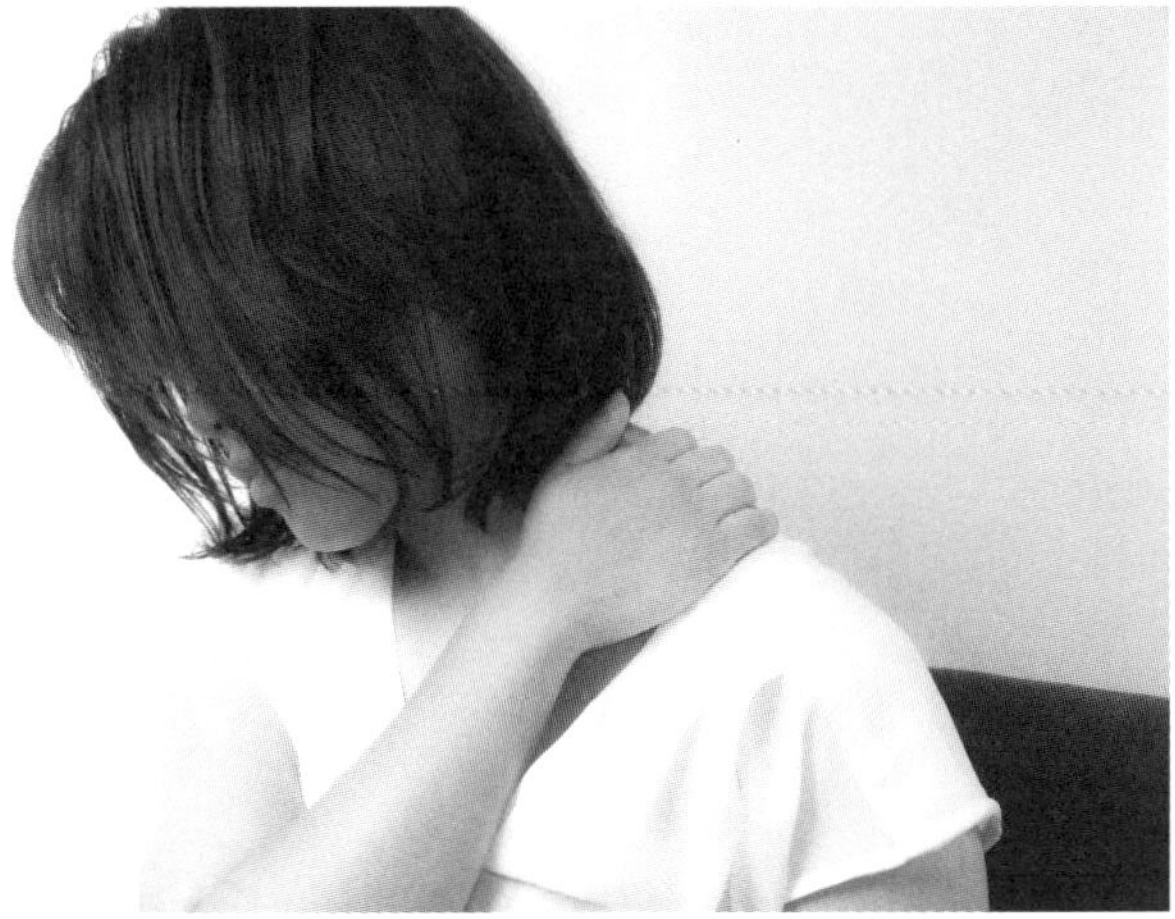

中高年と呼ばれる年齢になると、生活習慣病の予防のために毎日薬を飲んでいる人はたくさんいます。これらの薬は血糖値の上昇や高血圧を抑えることで病気の発症を食い止める目的で使われていますが、薬の世話にならないためには禁酒、禁煙をする、食事の内容と量をコントロールするなどの生活習慣を整えることがとても効果的だということが知られています。これは、体の歪みを防ぐために歩き方を変えることも当然含みます。

繰り返しになりますが、ほとんどの病気は生活習慣によって引き起こされます。腰痛や肩こり、体の痛みや不快感、つまずく、転ぶなどの歩きにくさも同様に、生活習慣によって生じた体の歪みが原因となっています。

これらを修正するのが、毎日5分の歩行なのです。「生活習慣病を防ぐ」というテーマの記事を見ると、「運動習慣を身につける」という項目が必ず入っています。しかし、それが簡単ではないこと、やろうとしてもたちまち挫折してしまうことは、多くの人は既に痛感しているのではないでしょうか。

だからこそ正しく歩くこと、そして毎日5分のタンデム歩行なのです。病気知らずの体になるため、そして長生きするため、ぜひもう一度第4章、5章を読み返し、歩行を始めてほしいと思います。

ゴッドハンドと呼ばれる整体を受けても再び歪むからこそ、正しく歩き続けよう

体の歪みは万病の元となるということは、繰り返し説明してきました。そして、体の歪みを正せば症状が和らぎ体調が整う、とも。

このことに納得すると、「だったら自分でいろいろなことをやるよりも、圧倒的なテクニックを持つプロの手技で一気に治してもらったほうがラクなのでは？」と思ってしまうかもしれません。実際、整体やカイロプラクティックなどで体の歪みを治すことは可能ですし、私自身、体の痛みを訴えてよろよろとやってくる患者さんを数分で治したことは何十回、何百回とあります。外から力を加えるなどして体を調整し、歪みを正して正常な位置に戻すことは、それほど難しいことではない、というのを実感しています。

しかし、どんな治療を受けたとしても、それで歪みのない体が手に入った、もう歪みとは縁のない人生を送れるかというと、残念ながらそれは大きな間違いと言わざるを得ません。

たとえば虫垂炎（盲腸炎）になったときは、炎症を起こした盲腸を手術で切除すればもう二度と虫垂炎になることはないし、残りの人生で盲腸に不安を持つこともなくなります。しかし、体の歪みはそうではありません。さまざまなテクニックで歪みのない体へと調整することはできますし、歪みのない体を手に入れることはできます。

でも残念ながらそれは一時的なもので、「歪みのない体で一生過ごせる」というわけではありません。**立ち方や座り方、歩き方といった日常生活での癖がある限り、ほとんどの場合元の歪みのある状態に戻ってしまう**のです。

ゴッドハンドと呼ばれる人に体を調整してもらい、理想的な体になった、痛みも不快感も消えたとしても、それが一生続くわけではないと考えると、虚しくなってしまいますよね。

とはいえ、理想的な状態に整えられた体が、ある日突然魔法が解けたかのように効果が切れて、いきなり元の歪んだ状態に戻ってしまうわけではありません。姿勢や歩き方の癖により、少しずつ負荷がかかり、元の状態に戻っていきます。

だとしたら、その日に生じた歪みをその日のうちにリセットしてしまえばいいのです。歪みをリセットする方法は、いろいろとあります。ストレッチやマッサージでもいいでしょうが、この本でご紹介したタンデム歩行を毎日5分続けるだけでも、歪みはだいぶ改善されるはずです。

体に一切負担がかからないように24時間過ごすことは不可能ですが、毎日5分、リセットを行なうことは簡単ですよね。たったそれだけのことで、体はよい状態でキープすることができます。血行もよくなり、気分転換にもなるので、ぜひ実践してください。きっと体が変わり、それに伴い心も軽くなってくるはずです。

おわりに

整体師として多くの患者さんと接する一方で、ひとりでも多くの方を治療したいと願うプロフェッショナルに技術をお伝えするため、日本中を飛び回っております。

そうした毎日を送る中で痛感するのは、足腰や首、肩などに起きる痛みやこりなどの違和感に悩む人がいかに多いかということ、そしてそうした方々が体に起きているトラブルの根本原因にいかに気づいていないかということに他なりません。


痛みや違和感を訴えて整体院を訪れる方々にカウンセリングすると、だいたい次のようなことをおっしゃいます。

「ある日突然腰が痛くなり、起き上がることができなくなった」

「長時間歩いた翌日から、膝が痛くて歩くこともままならない」

「ずっと肩こりに悩まされていたが、急に首まで痛くなり動かすのが辛くなった」

一般の方にはわかりにくいかもしれませんが、どれも「自分に起きたトラブルの原因を理解していない」という共通点があります。

実際に体を診てみないと断言できませんが、腰痛が起きたのも、長時間歩いただけで膝が痛くなったのも、肩こりが首痛に発展したのも、おそらく体の歪みが原因です。

体の歪みを直すやり方は、本やテレビやWEBサイトなどでいくつも紹介されてきました。そんな中でこの本では、最も簡単に体を修正し健康を取り戻す方法として、歩行を取り上げました。

一生自分の脚で歩くため、そして健康な人生を送るため、ぜひ一人でも多くの方にこの歩行法を取り入れていただきたいと思います。

あなたの毎日から痛みや違和感が消え、快適な毎日が過ごせることを祈っております。

2024年3月　中村光太郎

タンデム歩行
体を壊す歩き方が健康になる歩き方に
3日間で勝手に変わる

2024年4月2日　第1刷発行

著者　中村光太郎
発行人　土屋 徹
編集人　滝口勝弘
編集担当　杉浦博道
発行所　株式会社Gakken
〒141-8416　東京都品川区西五反田2-11-8
印刷所　中央精版印刷株式会社

●この本に関する各種お問い合わせ先
本の内容については、下記サイトのお問い合わせフォームよりお願いします。
https://www.corp-gakken.co.jp/contact/
在庫については　Tel 03-6431-1250（販売部）
不良品（落丁、乱丁）については　Tel 0570-000577
学研業務センター　〒354-0045　埼玉県入間郡三芳町上富279-1
上記以外のお問い合わせは　Tel 0570-056-710（学研グループ総合案内）